北京舞蹈学院科研成果资助出版
北京市教委科研计划一般项目成果

舞动地图

115 个身心舞动练习

顾丽　徐青林·编著

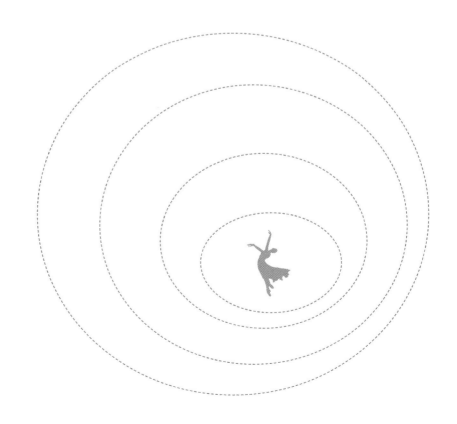

文化艺术出版社
Culture and Art Publishing House

图书在版编目（CIP）数据

舞动地图：115个身心舞动练习 / 顾丽，徐青林编著
. —北京：文化艺术出版社，2020.6
ISBN 978-7-5039-6903-4

Ⅰ.①舞…　Ⅱ.①顾…　②徐…　Ⅲ.①运动疗法
Ⅳ.①R455

中国版本图书馆CIP数据核字（2020）第095138号

舞动地图：115个身心舞动练习

编　　著　顾　丽　徐青林
责任编辑　刘　颖
责任校对　董　斌
书籍设计　顾　紫
出版发行　文化艺术出版社
地　　址　北京市东城区东四八条52号（100700）
网　　址　www.caaph.com
电子邮箱　s@caaph.com
电　　话　（010）84057666（总编室）　　84057667（办公室）
　　　　　　　　84057696—84057699（发行部）
传　　真　（010）84057660（总编室）　　84057670（办公室）
　　　　　　　　84057690（发行部）
经　　销　新华书店
印　　刷　国英印务有限公司
版　　次　2022年6月第1版
印　　次　2024年5月第2次印刷
开　　本　710毫米×1000毫米　1/16
印　　张　14.5
字　　数　180千字
书　　号　ISBN 978-7-5039-6903-4
定　　价　68.00元

前　言

　　人是身心一体的，其存在的表现形式是动作，人只要活着、有呼吸，就有动作，动作分析理论经过几代人的建构与完善，成为理解人的动作、情绪及人格的科学有效的工具。

　　开启动作分析系统研究的是鲁道夫·冯·拉班（Rudolf von Laban），他重点强调内驱力（Effort）理论，其学生华伦·兰姆（Warren Lamb）在内驱力之中加入形塑（Shape）的内容，称为"力与形"理论，伊姆伽·巴特妮芙（Irmgard Bartenieff）在力与形之中加入了身体使用、空间使用两部分内容，最终形成了拉班动作分析（Laban Movement Analysis，LMA）体系。内驱力是关于如何做动作，形塑是关于做了什么动作，身体使用是关于如何使用身体，空间使用是关于如何运用空间。

　　朱迪斯·凯斯腾伯格（Judith Kestenberg）没有舞蹈专业背景，她是一位精神科医生、精神分析师，她将动作分析与人的发展结合起来，并加入动作的心理意义，推动了动作分析理论的进一步发展，称为凯斯腾伯格动作侧写（Kestenberg Movement Profile，KMP），其包括两套系统，一套系统与工作相关，一套系统与关系相关。前者包括：肌肉张力流节奏（Tension Flow Rhythms）、肌肉张力流特性（Tension Flow Attributes）、前内驱力（Pre-Effort）、内驱力（Effort）。后者包括：双向形塑流（Bipolar Shape Flow）、单向形塑流（Unipolar Shape Flow）、方向性动作（Shaping in Direction）、塑形（Shaping in Planes）。每一个系列里的内容具有发展关系，越靠前的越在发展前期、越核心。

本书在这个庞大的体系中选取了与身心舞动关系密切的动作分析内容——身体使用、空间使用、肌肉张力流节奏、肌肉张力流特性、内驱力、方向性动作与塑形，以此为基础架构身心舞动练习。第一章绪论、第五章肌肉张力流特性身心舞动、第六章内驱力身心舞动、第八章塑形身心舞动由顾丽撰写，第二章回归身体、第三章舞动空间、第四章肌肉张力流节奏身心舞动、第七章方向性动作身心舞动由徐青林撰写。

本书的两位作者均为国际注册的舞动治疗师，2011 年至今合计进行超过 4000 小时的舞动受训、个人体验与督导，累计近 2000 小时的舞动团体与个体实践，同时不间断地参加各种舞蹈训练，对舞动所具有的身心意义达成高度共识，能以舞动治疗（Dance/Movement Therapy，DMT）的技术熟练地进行架构运用。舞动治疗有其独特的技术与练习方式，如镜像、同频、切斯技法、真实动作、动作游戏、动作对话等，这些技术与练习方式被用来组织、架构动作分析的具体内容。舞动治疗不仅仅属于心理治疗领域，也可以应用于舞蹈拓展、普通大众身心体验、动作教育、身心改善等方面，本书力图架起动作分析理论与身心舞动实践的桥梁。

本书将身心一元论的哲学观、动作分析的理论框架、舞动治疗的技术与练习方法综合运用，落在每一个具体的身心舞动练习上，这些舞动练习可以在舞动团体体验中运用，也提供了在日常生活中运用的变式，能促进一个人的身心整合，及其对动作各个面向的了解、拓展。动作分析就像骨骼，而一个个练习就像肌肉，希望使用此书的人既能够触摸骨骼框架，也能感受到肌肉的质感。动作分析体系像地图，舞动练习像一个个地标，希望能引导阅读和使用此书的人体验、欣赏到不同的地貌、气候，感知身心舞动丰富的动作质感、情绪色彩及复杂互动。本书是动作分析理论及舞动治疗本土化应用的成果，适合舞动治疗人士、舞蹈专业人士及广大的希望了解舞蹈、希望通过身心舞动改善个人生活、人际关系及职业发展的大众阅读。

　　感谢从德国、英国、美国、以色列来到中国教授我们舞动治疗的前辈们，他们倾囊相授，并鼓励我们成为自己，成为富有创造性的舞动治疗师。创造性和表达性是身心舞动的基本特征，鼓励读者在阅读和使用本书的身心舞动练习时开启自己的创造之旅，不仅仅局限于本书所提供的练习，可以根据情境、自身的状况与需要做出灵活调整，也可以结合使用书中的练习。

　　感谢德国舞动治疗协会创始人、前任主席苏珊娜·本德尔（Susanne Bender），德国舞动治疗协会副会长伊美克·费德勒（Imke Fiedler），欧洲舞动治疗协会主席苏珊·斯卡思（Susan Scarth）等国际知名舞动治疗老师对中国本土舞动治疗师培养倾注的情感，感谢李微笑博士将舞动治疗培训项目引入中国，感谢荣获首批北京高校心理名师工作室——顾丽"吾·爱·舞"舞动心理工作室的成员一直在一起彼此支持，感谢北京市及北京舞蹈学院、北京物资学院的领导和同事，感谢信任、共创舞动旅程的每一位，感谢一直给予我们理解与支持的家人！

　　感谢遇见舞动，让我们的生命变得丰富、鲜活，富有生机，让生活充满创造性。愿身心舞动能够更多地在学校、家庭、社区、医院等组织机构中生根发芽、开花结果，带给世界更多的美好、真实、亲密、和谐、合作、创造与平衡。感谢您阅读此书并体验这些身心舞动练习，感受到身心舞动的魅力。

　　动作分析体系是一个庞大的体系，本书在两大动作分析体系的基础上进行架构，未能穷尽之处很多。希望通过这本书将作者怀着热诚之心及开拓、创造的勇气积淀的成果分享给更多的同行及大众。不足之处请广大同行与读者批评指正！

顾　丽　徐青林

2021 年

目　录

第八章 塑形身心舞动

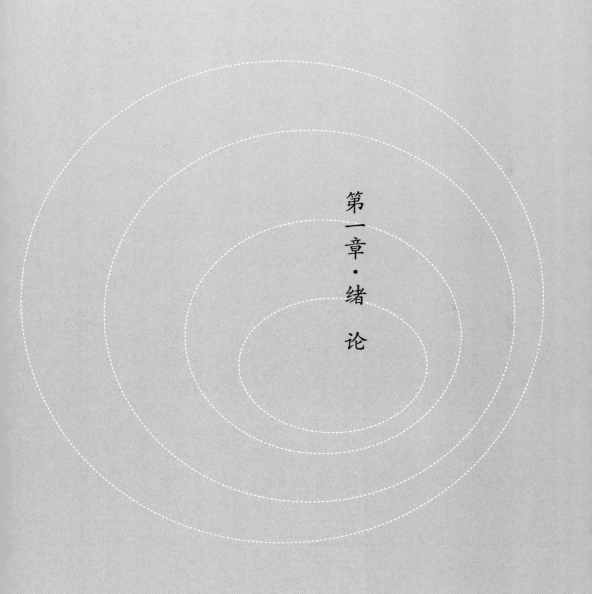

第一章·绪论

　　舞蹈艺术在人类产生语言之前就已经存在，与人们的生活息息相关，"原始舞蹈几乎出现于所有的社会生活中，狩猎、出征、收获、游戏、治病、祈祷等等，都离不开舞蹈"[①]。"当代中国社会，舞蹈与人们的距离既'远'又'近'"[②]，人们认为舞蹈动作难度高，是高雅艺术，以非语言的方式表达，不容易看懂，觉得与舞蹈距离远；但同时，舞蹈的本质特征是动作，动作是人类存在的方式，生命不息，动作不止，广场舞、健身房舞蹈大行其道，人们参与舞蹈的热情很高，人们与舞蹈的距离很近。

　　动作是人存在的基本方式，津巴布韦谚语说"能走即能舞，能呼吸即能运动"，所以人人都可以舞蹈。普通人不像专业舞者一样经过严格的专业训练，掌握高超的动作技巧，那也不是我们参与、体验舞蹈的唯一方式。让普通人享受舞蹈的美与快乐，并通过舞蹈表达内在生命，更好地与自己、他人和世界沟通、联结，从而更加了解、尊重舞蹈艺术，并在此过程中让自己身心更加整合、和谐、健康，是本书的主要内容与目标。

[①] 吕艺生：《舞蹈教育学》，上海音乐出版社 2000 年版，第 14 页。
[②] 顾丽：《舞蹈观众拓展理论与实务》，知识产权出版社 2017 年版，第 3 页。

第一节　身心舞动的概念、意义与目标

　　身心舞动关注外在身体动作的呈现，也关注内在心理的表达及舞蹈本身所承载的心理功能的实现，舞蹈既是目的，又是手段。

一、身心舞动相关概念

　　身心舞动与舞蹈密切相关，但又不等同于舞蹈，在对身心舞动进行界定之前，先来对舞蹈及其分类进行一个基本的介绍。

（一）舞蹈及其分类

　　"什么是舞蹈呢？这一看似简单却很复杂的问题，是舞蹈及舞蹈相关学科不能绕过的基本问题。舞蹈具有时间性，它穿梭于历史长河中，在中外历史的发展中呈现了极为丰富的面貌，哲学家和学者对于'舞蹈是什么'的探寻从未结束，在寻找到满意答案之前也不可能结束。"[①]

　　吴晓邦认为"舞蹈是一种人体动作的艺术。凡是借着人体有组织有规律的动作，通过作者对自然或社会生活的观察、体验和分析，然后用精练的形式和技巧，集中地反映了某些形象鲜明的人物和故事，表现个人或者多数人生活、思想和感情的都可称为舞蹈"[②]。隆荫培、徐尔充在《舞蹈艺术概论（修订版）》中对于什么是舞蹈艺术有一段很长的描述，这一描述全面而充分，但也可以看出清晰界定舞蹈的困难性。彭吉象认为舞蹈是"一种以艺术化的人体动作表达内

---

① 顾丽：《舞蹈观众拓展理论与实务》，知识产权出版社2017年版，第5—6页。
② 转引自吕艺生《舞蹈学导论》，上海音乐出版社2003年版，第42页。

心情感的艺术，而舞蹈之美是一种动态的人体美。舞蹈根源于人的生命律动"①。

　　吴晓邦最早提出动作性是舞蹈的本质特征，其第三次对舞蹈进行定义时，直接表达"舞蹈，按其本质是人体动作的艺术。从广义上说，凡借着人体有组织有规律的运动来抒发情感的，都可称之为舞蹈。但作为一种舞台表演的舞蹈艺术，则是通过作者对自然或社会的观察、体验和分析，并以精炼的典型的动作，构成鲜明的舞蹈艺术形象，反映生活中的人和事、思想和情感"②。吕艺生认为人体自身的动作性是舞蹈艺术最主要，至少是最接近本体的本质特征。③1957年，动作分析理论创建人拉班对舞蹈的诠释是："无论在教育或娱乐方面，舞蹈和动作都是分不开的；舞蹈的经验建立在宇宙基本的动作形式上。换言之，任何人都必须先经历动作的探索，才能将动作以不同方式表达出来，不同的表达呈现出各种不同风格的舞蹈。"④本书的内容建构在动作分析的基础上，拉班动作分析体系是重要的理论依据。

　　张建民将对"舞"的理解分为四个层次——形态的舞、情态的舞、社会文化层面的舞、以舞蹈作为语言符号的舞，分别指物的有规律的运动、人的此时此刻的情动于中的舞、乐舞和民间舞蹈、在剧场演出的创作舞。⑤本书中的舞蹈更多是属于"情态的舞"的范畴，不是为了舞台表演，也不特意强调社会文化的功能，更多是自然地表达内在、彼此沟通与联结。

---

① 彭吉象主编：《中国艺术学》，高等教育出版社1997年版，第269页。
② 转引自吕艺生《舞蹈学导论》，上海音乐出版社2003年版，第43页。
③ 参见吕艺生《舞蹈学导论》，上海音乐出版社2003年版，第23—24页。
④ 转引自李宗芹《就是要跳舞：创造性舞蹈的心体验》，社会科学文献出版社2014年版，第5页。
⑤ 参见张建民《中国双人舞编导教程》，上海音乐出版社2004年版，第26—27页。

欧洲舞动治疗协会副主席、德国舞动治疗职业教育早期开创者之一伊美克·费德勒（Imke Fiedler）将动作分为三个层次：功能性（Functional）动作、此时此地的体验性（Experiential）动作及冲突性（Conflictual）动作①，其中没有情感色彩的动作为功能性的，比如广场舞，即兴舞蹈、情态的舞属于体验性动作，冲突性舞动更多涉及心理层面的内容。

舞台表演与广场舞是舞蹈的不同形式，没有任何高下之分，不是舞台表演的舞蹈就比广场舞更高级。当然，从技术技巧、艺术水准而言，舞台表演舞蹈经过精心编排，有精致的舞台灯光与服装的搭配，艺术性更强，但是这类舞蹈参与人数有限。不同的舞蹈与动作类型，满足了人们不同的需求，都是舞动大家庭中同等重要的组成部分。

（二）身心舞动及练习

"舞蹈可以如此直接地实现这种心理—身体联合的需要……它的表达工具是人们的身体和身体动作这一媒介。"② 身心舞动不完全等同于舞蹈，强调舞蹈的动作性，在内容上既包括舞蹈，也包括动作，具有更广的内涵。就目的而言，身心舞动不光看重舞蹈的呈现，也看重舞蹈、动作的过程，以及由此实现的身体、心理的开发与拓展。简言之，身心舞动是回归身体的原点，联结与感知自身身体的体验，强调舞蹈与内在生命与心灵的联结，强调人际配合与团体互动，人的身心都参与其中并最终回归到人的身心开发、和谐与整合的舞动。

本书教授如何以参与性、体验性的练习进行舞蹈体验及身心开

---

① 2015 年 10 月在中德舞动治疗职业教育的舞动治疗督导课程中提到此分类。

② ［美］弗兰·丽芙：《舞蹈动作治疗：疗愈的艺术》，蔡佩珊、周宇、沈妍等译，内部资料，亿派国际出版公司 2014 年印，第 30 页。

发与拓展。这些练习以身心一元论为灵魂，以动作分析理论为骨架，以舞动治疗技术与方法为肌肉，使得本书成为一个活生生的有机体。这些练习可以通过团体的方式组织实施，也可用于一对一的指导中。

二、身心舞动的意义与目标

以舞台表演为目的的舞蹈艺术层次高，但对专业技术要求高，训练强度大，时间长，参与性不强；广场舞非常亲民、参与性强，但以舞蹈的功能性动作为主，欠缺内在情感联结与表达，主要满足人们对于健康的需求；舞动治疗局限在舞动团体与个体咨询室里，人们没有身心问题的时候不会想要参与此类练习。

让人们以各种途径、形式广泛参与和体验舞蹈、关注舞蹈，让舞蹈更好地为广大民众的身心健康服务，提升人们的精神生活品质、身体健康水平，使其成为完整和谐、与他人和谐相处、有益于社会的人，是舞蹈良性发展所面临的一个重要议题，身心舞动正是基于此而进行的尝试与开拓。

（一）舞蹈观众拓展

"我赞同现代舞蹈家的观点，'任何人都可以是舞蹈家'，回到人类舞蹈发生的源头，我们不难发现，舞蹈是每一个人生活的必需。舞蹈成为职业舞者或者说是少数人的专有权力只是人类文明历史发展过程中的一种现象。而真正意义上的现代舞蹈家，将这一权力再次还给大众——每一个人，不能不说是某种民主、自由、平等的光辉再度照亮了人类的身体。"[1]

---

[1] 刘青弋：《刘青弋文集3 魂兮舞兮——舞评舞论集之二（2004—2012）》，上海音乐出版社2013年版，第151页。

　　回归身体原点，强调内在生命与心灵，身心都参与其中进行舞动体验，开发多元的身体动作质感，在身心舞动中表达内在情绪、情感，感知身体及内在丰富的生命力，以动作、舞蹈与人沟通、联结，有助于人们体验到舞蹈功能性动作以外更深、更广的内涵，深化对舞蹈的理解，缩短人们与舞蹈之间的距离，消除人们觉得舞蹈太难、太高雅、自己不会跳舞的畏难、隔阂心理，改变人们以为广场舞、健身舞就是舞蹈的全部的狭隘认识，让更多的人愿意关注、欣赏与体验舞蹈。

（二）个体身心开发与整合

　　现代人重视理性和头脑，重视语言交流，忽视非语言信息，脑力劳动工作者越来越多，身体需要刻意进行锻炼与使用，人们对身体缺乏觉察，只在它过于疲惫、生病或出现其他状况时才给予关注，而此时关注身体的心态里有埋怨、期待它尽快恢复的强求意味，对身体缺乏耐心和尊重，对身体所蕴藏的智慧缺乏认识和敬畏，身心处于不平衡的分裂状态。

　　"身体的任何现象或改变都会影响心理状态；而心理状态、心情故事和观念意图也都会储存记忆在身体里，并且会影响及改变身体的组成和结构……所以唯有身心和谐一体，互相辅助与共同调整，才是一个真正完整的全人（A Holistic One）。"[1]西恩·贝洛克在其《具身认知：身体如何影响思维和行为》一书中，探讨了身体对思维与记忆力、创造力、情绪、理解他人、做决策等各方面的影响。[2]

---

[1] 林大丰、刘美珠：《身心学（Somatics）的意涵与发展之探究》，《台东大学体育学报》2003年创刊号，第249—272页。

[2] 参见［美］西恩·贝洛克《具身认知：身体如何影响思维和行为》，李盼译，机械工业出版社2016年版。

舞蹈是以身体作为载体的动作艺术，"这一载体不仅由各种外部器官组成，更包括人的精神系统，包括人的思想、情感、观念、意志等心理因素，就是说舞蹈是肉体与精神的高度结合"①。德国现代舞舞者、编导和教育家玛丽·魏格曼"相信艺术家在创造过程里必须溶解生命的最原始的因素。人类的理智有局限性，有的境界理性无法接触，只有内在的情绪经验才能进入，这样的境界才是舞蹈艺术的出发点。在舞蹈活动里，身体和灵魂变成不可分割的实在体……"②

以舞动的方式进行身心开发与整合具有得天独厚的优势，身心舞动注重对身体的觉察、联结，对身体给予足够的尊重，聆听、允许、尊重、信任身体的节奏、冲动与表达方式，在动作分析的理论架构下，可以让参与者更了解、懂得、尊重身体的动作偏好是什么，与生俱来的动作特性有哪些，哪个部位想发起动作，想如何舞动，舞动出什么动作，希望如何占用空间，等等，从而更深入地看到自己是谁，承认自己的独一无二与珍贵，联结内在的生命活力与能量，活出更加和谐、完整的自己。

（三）人际关系、家庭及社会和谐

婴儿在非语言时期，他们以身体、动作体验感知周围的人与环境，以动作与外界交流、互动，并通过动作不断发展。他们与外界建立联系的很重要的一个方式是镜像。镜像是指重要他人像他们的镜子一样。重要他人一般是其养育者。他们笑，他们的养育者也笑，他们发出"咿咿呀呀"的声音，他们的养育者也以这样的方式回应，他们脸上出现难过的表情，他们的养育者也出现类似的表情，并说

① 吕艺生：《舞蹈美学》，中央民族大学出版社 2011 年版，第 43 页。
② 刘青弋：《现代舞蹈的身体语言教程》，中国人民大学出版社 2011 年版，第 170 页。

"宝宝难过了是不是"，这让婴儿感觉到被看到、被理解、被允许，他们由此感受到与外界的人的联系。舞动治疗先驱切斯认为"舞蹈即沟通"①，她用舞蹈和难以以语言与外界沟通的病人进行沟通，建立咨访关系，建立团体联结，进行情绪表达与释放。

身心舞动除了强调个体的舞蹈动作本身，也强调以舞蹈、动作进行人际互动，在团体中通过共同的舞动节奏等建构团体的安全感、归属感，不仅构建每个人与团体带领者的关系，还着重建立团体成员之间的互动、联结与支持，团体成员不是单纯地跟随带领者学习动作，而是联结自己的身体与内在，向自己的内在学习，让舞蹈由内而外地流淌。同时，向团体中的其他成员学习，以扩展自己的动作库，开发身心潜能。

身心舞动练习强调自然、自发的动作，不单纯强调技术、美感，所以也适合运用于日常生活情境，在本书的身心舞动练习中有一部分练习介绍了如何将其运用于日常生活，特别是家庭互动过程中。

身心舞动的自然自发特性、非语言性扩展了人们感知彼此、感知团体的通道，有利于增进人际关系、家庭和团体中的理解、信任与合作，能够让人们更加包容彼此的不同，更有效地化解冲突、负性情绪，增进积极情感，促进社会和谐。

---

① 参见李微笑编著《舞动治疗的缘起》，中国轻工业出版社2014年版，第73—74页。

第二节　身心舞动的理论基础

本书以身心一元论为灵魂，以动作分析理论为骨架，以舞动治疗技术与方法为肌肉架构，并将之落脚于具体的身心舞动练习。

一、身心一元论及身心学的基本观点

将身心区分、贬抑身体自古希腊哲学家就已经开始了，彻底将身体物化始于近代哲学的奠基人笛卡尔，其哲学思想及身心二元论影响深远，他强调"我思故我在"，突出心智、思考的功能，他"第一次精心设计了一种灵魂的视看，从而使灵魂摆脱身体得以可能"①。

"梅洛－庞蒂发展起了一种新的哲学，恢复了一种更为自然的视看，在这种视看中，目光与事物、心灵与身体、真实与想象、自我与他人……可见者与不可见者不可分割地交织在一起。"② 身心学（Somatics）是一门探究身心关系与开发觉察能力之实务工作的学科，它试图从第一人称的角度，借由体认身体智慧的过程，开发身体觉察和增进自我了解③，将身体视为有心性的、身心合一的身体。在《身心学（Somatics）的意涵与发展之探究》一文中，刘美珠等将身

---

① 张尧均编：《隐喻的身体：梅洛－庞蒂身体现象学研究》"引言：眼睛与精神"，中国美术学院出版社 2006 年版，第 2 页。
② 张尧均编：《隐喻的身体：梅洛－庞蒂身体现象学研究》"引言：眼睛与精神"，中国美术学院出版社 2006 年版，第 5 页。
③ 参见林大丰、刘美珠《身心学（Somatics）的意涵与发展之探究》，《台东大学体育学报》2003 年创刊号。

心学的基本理论观点进行阐述，现摘要如下。^①

（一）身心合一

……以身心学的观点而言，心与身的关系并非主仆关系，而是一体的两面，是互为体用而无法分割的实体，不是我"拥有"身体，而是我"就是"身体，身体"就是"我……

（二）活生生的有机体

身体是一个活生生的、不断改变的状态，是一个动态的、流动的活体，更是思想、感觉与智慧的来源……

（三）从第一人称观察人体

"身体是一个同时可自观（self-observation）与被观察（be observed）的现象"……身体的观察可以由第一人称和第三人称的角度来进行。但在"身体被物化"的情形下，人们习惯以第三者（即他人）的角度来看身体，而忽略了由第一人称（即自己）来体察身体……身心学者主张由第一人称的角度来探索内在的经验科学……

（四）由自我内在去经验

……身心学者所提出"内在的自我体察"的概念，即强调"倾听"（to listen）、"拥抱"（to embrace）、"跟随"（to follow）及"留意"（to pay attention to）体内所发生的一切动作……能够以个人存在为中心来经验自我的身体……由自我

---

① 参见林大丰、刘美珠《身心学（Somatics）的意涵与发展之探究》，《台东大学体育学报》2003 年创刊号。

内在去经验身体的现象以及体会不同的身体动作，倾听自己身体所发出的讯息，检验自己的动作模式、解剖结构和心灵状态，进而让自己的身与心能够更密切地融合为一。

（五）过程导向

身心学强调经验和从内在观察的过程及改变，重视的是活生生的个体及其生命的过程……

（六）开发觉察能力

……在觉察的过程中，人们开始学习清楚地觉察自己身体的讯息、思考模式和情绪状态，让这些讯息自然呈现，不刻意强求地检查它们，也不要压抑它们……

（七）觉察改变与选择

……费登克莱斯（Feldenkrais，1977）[①]认为：如果一个人不去体察自己的身体，他就无法区别身体有何不同的改变和感受；当然，他也就无法区别动作与动作间的差异；不能区别差异，就无从选择；无从选择，也就无法做有意图的改变……

（八）接触的力量与习惯动作的重塑

……

（九）尊重身体的智慧

……"心"并不只存在于颈部以上的头颅内，"心"是存

---

① 也译作费登奎斯，其工作方法包括动作觉察与身心功能整合。

在于身体的每一个细胞中。身体每一个部位除了相互连结的关系外，还有它自己独立的结构和运作方式，不在意识和认知的掌控下，细胞仍然能不断地进行着生命的更新与替换。换句话说，每一个细胞都有它自己的心灵和运作的智慧，为了求生存而自我调整与改变以适应环境。因此，不要仅以臭皮囊或不完美的待修品来看待它，身体是我们最伟大的老师，也是人类能够增进心识、觉醒和开悟的殿堂。唯有珍惜身体，尊重身体的智慧，相信它拥有自我调整和自愈的能力，付出时间去倾听它，并给予它自我调适的空间，让认知的心智（意识我）更能和身体的心智（身体我）密切沟通与联系，才能真正达到身心一体的境界。

（十）自我与外在环境之间的调和

在美国俄亥俄州立大学······2000 年的身心学研讨会手册中，清楚地对 Somatics 加以说明：身心学的论点不仅强调自我内在之平衡，更应包含自我与他人、个别与团体、内在与外在、公众与私人之间关系的和谐及平衡······

本书的内容建构在身心一元论基础上，关于身体的观点与身心学的主要观点一致，本书中某些具体的身心舞动练习借鉴身心学的巴特妮芙基本动作、身心平衡技法等技术。

二、动作分析体系

从古至今，人类孜孜不倦地努力，尝试理解和阐释肢体语言。目前，有两个彼此相关的动作分析系统：拉班动作分析体系与凯斯腾伯格动作侧写。这两个动作分析体系均为庞大的系统。动作分析是关于动作的身心意义的缜密、科学的体系，是理解、联结、整合身与心的桥梁。本书的身心舞动练习以动作分析为理论基础进行构建。

（一）拉班动作分析（Laban Movement Analysis，LMA）体系

西方现代舞理论之父鲁道夫·冯·拉班（Rudolf von Laban）创建了动作分析理论。拉班也是建筑学家、数学家、画家和舞蹈编导，他将建筑学中的空间意识、空间知识迁移到动作研究中，形成了"拉班动作分析与记录体系"，即拉班记谱法。后来，拉班与人合作研究动作力学，观察英国工业工人的动作，1947 年出版《内驱力》（*Effort*）一书。

20 世纪 50 年代，美国的舞动治疗将拉班的理论整合进其治疗实践并不断扩展。拉班的学生华伦·兰姆（Warren Lamb）将其理论扩展为力与形（内驱力 / 形塑，Effort/Shape）体系，这一体系于 20 世纪 60 年代被广泛应用在美国舞动治疗中。伊姆伽·巴特妮芙（Irmgard Bartenieff）在拉班的基础上，发展出巴特妮芙基本动作。她强调把动作看作一个复杂而相互关联的整体，总结出了一套拉班动作分析（Laban Movement Analysis，LMA）体系，包含内驱力、身体形塑、空间使用、身体使用四大领域，其中内驱力是关于人们如何做一个动作，身体形塑是关于做了什么动作，即身体外形的变化，空间使用是关于动作如何占据空间，身体使用是动作都用到了什么身体部位（图 1）。

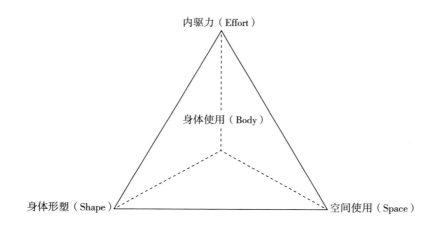

图 1 拉班动作分析（LMA）体系

美国著名儿童舞动治疗师、拉班动作分析研究院注册动作分析师苏济·托尔托拉（Suzi Tortora）博士梳理了拉班动作分析中的五个重要元素①，与本书内容密切相关的四个内容整理如表 1 所示。

表 1 拉班动作分析体系基本要点

动作分析体系要点	具体内容		
内驱力	空间	直接 / 间接	"哪里"——注意力
	时间	急速 / 缓慢	"何时"——决定
	力量	强力 / 轻柔	"什么"——意图
	流动	束缚 / 自由	"怎样"——演变、精确
身体使用	四肢的动作与身体躯干的关系		
	关节与四肢末端的关系		
	上下半身的关系		
	左右半身的关系		
	身体交叉两侧的关系		

———————————
① 参见［美］苏济·托尔托拉《动作的沟通力量：与孩子的舞动对话》，廖彬彬译，厦门大学出版社 2018 年版，第 113 页。

续表

动作分析体系要点	具体内容
	呼吸韵律的模式
	特别有意识地觉察身体的某些部位
	特别引起个体去关注的身体部位
	动作过程中最常使用的身体部位
	动作过程中最少使用的身体部位
	使用身体整体 / 局部的层面
	对称 / 不对称
	启动主导动作的身体部位
	重心的转移
空间使用	使用空间：大或小；肢体动作最近、中等还是远（如动觉空间）
	闭合还是打开的动作
	在空间中的路径
	空间水平的变化
身体形塑	塑形
	形塑流
	方向性动作（如弧形、直线等）

（二）凯斯腾伯格动作侧写（Kestenberg Movement Profile，KMP）

凯斯腾伯格动作侧写（Kestenberg Movement Profile，KMP）是朱迪斯·凯斯腾伯格（Judith Kestenberg）在拉班和兰姆动作分析的基础上，基于对儿童动作的大量观察发展出来的。基于其精神分析背景，她将发展的观念带入动作分析体系，同时强调动作的心理意义，她的理论将动作分析与舞动治疗带入了一个新的方向。如表2所示，凯斯腾伯格动作侧写包括 A 与 B 两个体系。

表 2   凯斯腾伯格动作侧写的两个体系（A/B）[①]

A1. 肌肉张力流节奏	B1. 双向形塑流
·口欲期：吸节奏（o）/咬节奏（os）	·变宽/变窄
·肛欲期：扭节奏（a）/压节奏（as）	·变长/变短
·性蕾期：流动节奏（u）/停节奏（us）	·变鼓/变空
·内生殖期：摇节奏（ig）/分娩节奏（igs）	
·外生殖期：跳跃节奏（og）/喷涌节奏（ogs）	
A2. 肌肉张力流特性	B2. 单向形塑流
·保持的（Even）/适应的（Adjustment）	·侧面变宽/中心变窄
·高强度（High Intensity）/低强度（Low Intensity）	·向下变长/向下变短
·突兀的（Abrupt）/渐变的（Gradual）	·向上变长/向上变短
	·向后变鼓/向后变空
	·向前变鼓/向前变空
A3. 前内驱力	B3. 方向性动作
·灵活的（Flexibility）/导向的（Channeling）	·两侧/交叉
·小心翼翼的（Gentleness）/闹腾的（Vehemence or Straining）	·向上/向下
·犹豫的（Hesitation）/突然的（Suddenness）	·向前/向后
A4 . 内驱力	B4. 塑形
·空间（直接/间接）	·打开/闭合
·重力（轻柔/强力）	·上升/下沉
·时间（缓慢的/急速的）	·前进/后退

A 体系表达了个体从胎儿开始不断应对环境挑战，应对方式逐渐成熟的发展历程。

A 体系中的肌肉张力流节奏主要与个体的需要相关，肌肉张力流特性与感受和天生特质相关，前内驱力与学习和防御相关，内驱力与应对策略相关。

B 体系主要呈现了个体反应与表达的发展历程。双向形塑流主要与个体的感受相关，单向形塑流主要与个体对外界环境和人的回应有关，方向性动作主要与建立关系的桥梁有关，塑形与外在环境及人的复杂关系有关。

[①] 参见赵妍主编《舞动治疗：舞蹈与心灵的对话》，知识产权出版社 2018 年版，第 37 页。

苏珊娜·本德尔（Susanne Bender）以洋葱的比喻（图2）来表达它们之间的关系，越里层的越早期、越核心，是外层发展的前提与基础。

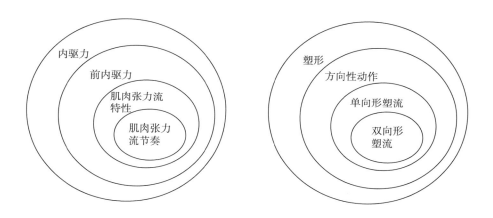

图 2　凯斯腾伯格动作侧写洋葱图

三、舞动治疗相关技术

舞动治疗起源于20世纪40年代的美国，是一种创造性的心理治疗与咨询方法，既可用于心理疾病的治疗，也可用于心理问题的咨询及健康人群生命质量的提升。欧美国家均有行业协会、行业期刊与高校的本科及研究生学历层次的学科教育。德国舞动治疗协会认为舞动治疗是一种创造性的和以身体为导向的心理治疗，它将动作与舞蹈用于心理治疗，个体可以创造性地投入一个旅程，以促进其情感、认知、生理和社会性的整合。

身心舞动练习形式丰富多样，参与性强，具有趣味性、体验性，可以帮助参与者更多地享受舞蹈的乐趣，拓展舞蹈体验与表达的创造性，本书以舞动治疗的相关技术与方法组织身心舞动练习。

（一）镜像

镜像是舞动治疗最基础、最核心的技术。镜像是舞动治疗先驱玛丽安·切斯（Marian Chace）[1]创造的，她强调舞蹈即沟通，通过和其他人调频（Attunement），感知其他人的动作及内在可能的情感状态，进而以同样的舞动特质与形态进行回应，具体而言，"可能包括口型、手势、动作、身体语言、肌肉紧张程度、表情、声调、眼球运动、呼吸节奏、态度、选择等"[2]，表达对来访者的看到、允许、接纳和理解。镜像的核心目的是建立关系，用于身心舞动练习，可以促成以舞蹈建立关系、拓展动作库等多个目标。

（二）切斯技法

切斯技法是美国舞动治疗先驱切斯在工作过程中逐渐发展出来的，这一技法强调以动作建立团体带领者和团体成员之间的关系，运用镜像技术与来访者当下的状态相遇，以身体动作感知、共情彼此，允许潜意识内容的浮现与发展，由此形成共同的节奏、能将所有人囊括其中的象征性的动作意象或故事场景等，参与者以身体动作激活、觉察、表达和释放情绪情感，并彼此支持与联结。切斯技法的精神是看到每个人及团体的动力，允许团体中任何的动作与状态呈现，并在此基础上将每个人包含其中，进行创造性的动作表达。

---

[1] 玛丽安·切斯是一位舞者、编导和演员，1942 年在医院开展"用舞蹈沟通"项目，并在此后用舞动的方式帮助有心理创伤的伤残军人。20 世纪 40 年代中期，开始在不同的地方讲授她的方法；60 年代初，她建立了舞动治疗师培训项目；1966 年，她协助成立了美国舞动治疗协会，并担任第一届主席。在美国，她被誉为"舞动治疗之母"。

[2] ［美］琳达晓乔：《舞动：以肢体创意开启心理疗愈之旅》，中国人民大学出版社 2018 年版，第 127 页。

　　笔者曾在相关课程的热身部分引导参与者在两个人之间穿行，捕捉到几名参与者两手并拢放在身体前，好像鱼在水中游，就抛出这个意象，旁边几个不动的同学就做出水草状，形成了鱼在水草中穿行的画面，参与者身体更呈现自由的状态；之后捕捉到参与者两人手相牵将一个人围在里边，便抛出渔网逮鱼的意象，有些人就开始快速跑以躲避逮捕，整个场面欢乐而充满生机。

（三）真实动作

　　真实动作的创立者是美国舞动治疗先驱玛丽·怀特豪斯，她深受魏格曼强调情感表现的舞蹈与荣格分析心理学，特别是积极想象（Active Imagination）技术的影响。分析心理学创始人荣格以积极想象引导来访者表达潜意识，为舞动治疗铺平了道路，"他相信潜意识的象征性符号信息，把梦和艺术性结合的过程作为直接理解其真实内涵的渠道。他主张用舞蹈作为直接的表达：舞出你的梦（Dancing out one's Dream）"[①]。

　　该技术用于具有完整自我功能的健康人群，邀请人们在见证人的见证下，闭上眼睛积极主动地跟随身体内在的冲动投入到动作及动作感知的过程中，与内在联结，与潜意识联结，通过积极想象将潜意识内容表达出来，意识化，信任身体通过动作自愈的能力。外在见证人至关重要，像一个容器一样见证、容纳动作者的过程，不评判、不猜测、不分析，像一个尽可能澄澈的镜子一样映见动作者的动作过程，体会见证动作者过程中自己的身心感受、意象和画面等。"我总觉得她就与我同在，我深刻经验到她的在场，让我得以进入我自己和我的动作。当她晚年坐在轮椅时，你能够感觉到她的同

---

① ［美］琳达晓乔：《舞动：以肢体创意开启心理疗愈之旅》，中国人民大学出版社 2018 年版，第10 页。

理。她的在场是疗愈历程的一部分。"① 在真实动作中，可以有一个见证人、多个动作者，也可以有一个见证人、一个动作者。

（四）创造性舞蹈及即兴舞蹈

心理动能舞动治疗师凌洁·艾斯本（Lijian Espenak）及舞动治疗师白兰琪·伊文（Blanche Evan）受创造性舞蹈、即兴舞蹈的影响，将之用于情感表达、控制。"创造性舞蹈重视情绪与情感的释放，创造时先排除思考，以情绪感觉来启动身体表达，在情感与身体融合的情形下的即兴创作，往往来自人深层的内在声音，将使个人原本未知的情感由于表达而生动地显现。"② "创造性舞蹈的学习步骤是以触发感觉为首，将动作的语言与个人的感觉联系在一起。让整个人完全地投入，在无拘束、自由自在当中，原创性地发展。"③ 创造性舞蹈强调身体舞蹈动作适合或不适合，弱化对舞蹈动作的美丑、对错的评判，信任身体、情绪情感的自主、自发历程。

伊文认为即兴是"一种自发创造的形式。形式和内容理想地融为一体。舞蹈的即兴创作是自身此时此刻与舞蹈主题完整地连接在一起，从整合、发展，到达高潮，最后在一个正确的时刻结束。也就是当与你相关的舞蹈主题已贯穿了整个过程之时"④。她的即兴工作分为三种方法：投射性技巧、促进和动员身体动作潜能及深层／复杂

---

① 参见［美］弗兰·丽芙《舞蹈动作治疗：疗愈的艺术》，蔡佩珊、周宇、沈妍等译，内部资料，亿派国际出版公司2014年印，第53—54页。

② 李宗芹：《与心共舞：舞蹈治疗的理论与实务》，台湾张老师文化事业股份有限公司1996年版，第117页。

③ 李宗芹：《就是要跳舞：创造性舞蹈的心体验》，社会科学文献出版社2014年版，前言第6页。

④ ［美］弗兰·丽芙：《舞蹈动作治疗：疗愈的艺术》，蔡佩珊、周宇、沈妍等译，内部资料，亿派国际出版公司2014年印，第33—34页。

即兴，以下是内容摘要①：

投射性技巧

投射性技巧的使用是伊文工作的基础，这源于她的创造性舞蹈（creative dance）的背景。伊文认为人们经常从动物动作、颜色或质感中受益，她把投射性技巧应用在自我表达和诊断中。

运用创意主题，伊文按照来访者的需要决定主题是特殊性还是普遍性。例如，使用自然主题时，她会建议明确主题，如"一种动物"或者"自然中不具生命力的某个方面"；或是缩小范围，让来访者选择四条腿的动物、爬行动物或鸟类。同样，她也会说"选择一棵最能代表你今天感受的树"。也可以用水、风、天空等来表达。如来访者以水的任何形式来表达，则有了许多选择：冰、水蒸气、溪、阵雨或暴风雪。这样，来访者在填补空白意象时，能把自身感觉状态的一部分投射出去。来访者可以感受到暴风雨般的风暴、如大海般的汹涌或如吃糖般的温和。

······

投射性技巧的另一个方式是引发来访者的想象，如果没有任何禁忌，伊文会帮助他们在舞蹈中扮演这些想象。例如他们想成为的、喜欢做的或是想告诉别人的理想自我。

······

在职业后期，她指出为来访者提供意象存在一定风险：她感到，治疗师永远不知道来访者从外部激起的意象中联想到什么。

---

① [美]弗兰·丽芙：《舞蹈动作治疗：疗愈的艺术》，蔡佩珊、周宇、沈妍等译，内部资料，亿派国际出版公司 2014 年印，第 34—39 页。

促进和动员身体动作潜能

伊文也把投射性技巧运用在拓展动作能力上，目的是促进感受性和动员身体动作潜能，通过刺激舞蹈元素（即时间、空间、强度、节奏流动、内容）使潜在动作成为实际动作。这些通过提供具体意象、刺激和动作指令来完成。伊文会运用敲击乐器、各种力度、节奏和工具从而对身体进行各种刺激，如快 / 慢、断奏 / 连奏、大声 / 轻声、弱拍 / 强拍等。

就像心灵和躯体的投射一样，另一种刺激动态动作是以使用道具来完成的。道具要求有行动和具有特殊质地的动作……

词，尤其是动词和形容词能刺激探索各种动作的可能性。例如有相反涵义的词令人回味和具有意义：收 / 散、打开 / 关闭、强壮的 / 柔软的、圆形的 / 成角的、明朗的 / 阴雨的、清澈的 / 模糊的、早上 / 晚上、起伏的 / 平静的等等。

……

另一个帮助个体学习、体验和发挥动作潜能的技巧是指导来访者直接使用舞蹈元素，探索极端和渐变的节奏、重量及动作词汇使用的空间。例如，如果个体在一个简单的即兴主题上进行表现，伊文也许会提出动作建议，以助个体更充分地探索某些动作特质。她也许会提供诸如"增加重量""能否更快一点"或者"能否在动作中增加节奏"的建议……

为鼓励在互动中呈现新的动作特质，伊文让个体以两人为一组轮流扮演对比角色。可以通过特定角色进行：例如一人扮演树木，另一个人扮演风。此外，这将鼓励运用对空间的有反差的多样化动作来投射有意义的情绪内容，因此，扮演起到对未来深入工作的热身作用。

最后，具体的意象可以扩大和拓展动作特性。伊文强调具体、简单对那些不习惯于用身体表达情感和想法的初学者十分重要。太早给他们一个复杂、抽象的方向，会鼓励过度理智的动作过程而失去情感意图。正如投射性技巧，运用具体形象的可能性几乎没有限制，包括推墙、踢球或拧毛巾等。这些可以用于身体放松、扩大动作能力和刺激投射的内容。

……

深层 / 复杂即兴——帕梅拉案例

伊文准备构造一个超出任何舞动治疗的深度动作课题。动作指令取自于身体热身、功能性技术、情绪热身（即投射性技巧和动员身体动作潜能）和 / 或来访者冗长的陈述中的任何一部分。伊文经常围绕来访者自身的思想与感受组织动作提出建议，包含恐惧、想象、幻觉和 / 或自己与他人的身体认同。

（五）舞动练习

舞动治疗作为一种创造性的心理治疗方法，具有丰富多样的练习方式，本书用舞动治疗的相关技术，以舞动练习的具体方法，建构身心舞动练习。

舞动练习中，有如下类型的练习方式 [1]

1. 即兴

1.1 探索

1.2 模仿

1.3 动作对话

---

[1] 德国舞动治疗协会主席 Martian Piff 在中德舞动职业教育中设置的课程内容，转引自李微笑主编《舞动治疗必修教学手册 1，舞动治疗入门》，中国轻工业出版社 2018 年版，第 77 页。

1.4 角色扮演

1.5 多模态（多种创造性艺术治疗的方式）

2. 身体练习（体操、锻炼）

3. 哑剧/表演式游戏

4. 觉察、放松练习

5. 动作游戏

6. 排练

7. 艺术性创作、建构

7.1 编排

7.2 呈现/表演

　　其中多种艺术手段的运用，可以拓展身心舞动的丰富性，夯实效果，比如，在舞动团体工作中，舞动治疗师会让参与者观看《黑天鹅》电影，并以个体、分组分别呈现"白天鹅"与"黑天鹅"两种不同质感的舞蹈。在进行力量训练后，舞动治疗师会让参与者体会力量在身体的什么部位，是什么样的质感、重量、形状和颜色，并画出来，然后用身体动作去呈现自己和别人画的颜色、线条、形状和感觉，将绘画和舞蹈整合起来，互相激发，让力量感更加夯实。在练习结束后，作为整合，如果过程中画了很多幅画，舞动治疗师会让参与者把画贴在房间里，用身体去体验、呈现不同的画，因为画有不同的质感，动作也会相应地呈现不同的质感，通过关于绘画的舞蹈使参与者的身体质感得到丰富，使参与者跟别人更有联结，并对练习过程进行整合。

　　舞蹈与动作游戏可以增强舞蹈训练的参与度、趣味性，增强舞蹈训练的互动性，可谓寓教于乐。上文提到的巴特妮芙，她在干预需要发展空间内驱力（内驱力的具体内容请见第六章）的直接元素时，会设计需要身体主动参与的游戏，因为这种游戏需要参与者对空间有清晰的意向，由此支持直接的内驱力以一种没有威胁的、有趣的方式得以表达。舞动治疗师在实践过程中，捕捉到参与者坐着时，彼此之间有顶脚的互动，便对此进行发展并引入与强力内驱力相关的动作游戏，让参与者面对面两两的脚相对，成为两列，两列分别为自己队起一个名字，然后开始进行两两对抗，最后确定整组的胜负。引入一些比赛色彩的游戏可以激发参与者的斗志和赢的意愿，这与强力内驱力相匹配，同时，分成两队更能激发各队的荣誉感和凝聚力。还可以让参与者进行突围闯关的游戏：大多数人手臂相扣围成一个紧密的圆圈，2—3个人在圈外或者在圈里，任务是激发他们突围进去或突围出来，围成圆圈的同学保持间接、束缚、强力的内驱力，其他的同学运用推压、滑动等各种强硬、迂回的方式试图进去或出来。带领者可以根据现场状况，从参与者本身的动作质感中抽取相关元素进行发展，创造出适合训练目标的动作游戏。

编舞是身心舞动练习中常用的练习方式，在本书中指个人或团体以动作分析的内容、心理议题及其他指定主题构思舞蹈动作、动作衔接过渡及舞蹈结构，并将此进行预先排练的过程。编舞具有几重功能：第一，将动作元素连为动作句子的能力、舞蹈编创能力的提升；第二，将上述创造性舞蹈、即兴舞蹈过程中的内容在逻辑、意识层面结构化，完成与升华情绪、情感；第三，实现个人、集体创作过程中创造力的激发、人际交流与合作能力提升、团队凝聚力被激发等目标。呈现时营造尊重、好奇的氛围，彼此见证、支持，是扩展彼此动作库、互相学习的好机会。

除此之外，身心舞动练习还会运用各种道具，能让参与者更快、更有效地动起来。比如，对于轻柔、自由的内驱力，丝巾是非常好的道具，可以一个人戴着丝巾跟丝巾一起舞动，还可以两个人共同拿一条丝巾或分别拿一条丝巾进行共舞，也可以一个人拿着丝巾让丝巾流动，另一个人让身体跟随丝巾的质感做动作。而棍子等道具则适合训练强力的内驱力，不论是两个人拿着棍子不接触的直接面对，还是一个人拿着棍子舞动。太阳花、圈带、气球、沙包，以及对个人有特别含义的物品，比如戒指等，都可以根据练习内容作为辅助工具更好地帮助参与者实现练习目的。

第三节 内容框架、基本原则与使用方法

一、本书的内容框架

本书基于身心一元论及身心学的主要观点，以动作分析为框架架构各个章节的内容，每一章节都有动作分析的相关理论及以此为基础的身心舞动练习，每个章节都有侧重的舞动内容与身心开发、拓展与整合的目标。身心一体，人参与身心舞动的过程也是一个整体，本书为了阐明每个具体的部分，将具体内容分开进行论述，为了让大家了解实际运用过程中的整体运用，单列一章阐述身心舞动练习在不同人群、不同主题中的应用示例。具体分为八章，每章的动作分析元素、核心训练点及对应的身心舞动练习如表 3 所示。

表 3 本书各章内容框架

章节	动作分析	核心训练点	身心舞动练习
第一章	绪论		
第二章	身体使用	身体部位的使用、身体连接等	001—022（22 个练习）
第三章	空间使用	维度与平面，动觉范围、空间隐喻	023—033（11 个练习）
第四章	肌肉张力流节奏	需求的表达	034—052（19 个练习）
第五章	肌肉张力流特性	真实自我动作特性	053—062（10 个练习）
第六章	内驱力	内心的表达、动作质感	063—090（28 个练习）
第七章	方向性动作	边界、保护，为建立关系搭建桥梁	091—103（13 个练习）
第八章	塑形	与人、环境的复杂互动	104—115（12 个练习）
合计			115 个练习

二、身心舞动练习的基本原则

身心舞动练习不等同于舞蹈训练，设计、实施过程有其独特的原则，以最大化地实现身心开发、整合的效果。

1. 氛围安全：尊重个体的独特舞动

身心舞动练习注重营造安全、放松的氛围，如果参与者觉得不安全，身体处于紧张、僵硬的状态，就不能充分发挥自身的舞动潜能，不利于其享受舞蹈的乐趣，不利于其坦然真诚地使内心的思想与情感自然地舞动出来。如果身心舞动练习在团体中实施，需要带领者的身体处在扎根、有中心、呼吸通畅、对此时此地有充分觉察的稳定状态，能够保持尊重、开放和非评判的态度，充分地信任自己与参与者，抱持参与者的状态及整个团体的动力，并引导每一个参与者以这种态度对待自己与同伴，尊重真实的动作与舞蹈的呈现，允许自己的身体按照真实的冲动舞动，不评判自己与他人，让每个人每一刻的真实存在、独一无二都能被允许、被看到与抱持，使每个人在团体中感受到归属感，感受到自在、自由。在日常生活中，最好有独立的空间，在身心安全的前提下进行个体身心舞动。日常生活中的互动舞也最好在放松、安全的氛围中进行。

2. 循序渐进：从结构化引导到创造性表达

身心舞动团体练习的初期阶段，对于每一步如何做、下一步是什么要有清晰明确的指导语，这样不会让参与者觉得太难，不知道做些什么而无所适从，从而能更好地融入体验，尤其是如果人数过多，更要有明确的结构与指令。当参与者身体运用的能力越来越强，结构化的舞动练习反而会限制其创造性与自主性，不利于充分发挥他们的舞动潜能，需要给他们足够的时间与空间让他们自主、自由地进行创造性舞动。我们在舞动实践过程中，发现创造性总是在其中得以展现。在日常生活中，仅仅放一段音乐自由舞动，也能让身体放松，压力得以释放，身体恢复活力。

3. 过程取向：重过程轻结果

舞蹈是此时此地的身体、动作流动过程，对于不以舞台表演为主的身心舞动，更强调每一次当下真实的舞动体验与表达，即使是编舞与呈现，也更看重编舞过程中的人际互动、创造力激发、团队凝聚力提升等因素，对于舞蹈编出来的样子有更多的信任，相信投入编创过程中，自然会有积极的结果呈现。

4. 评价机制：重内在体验轻外在表现

舞蹈专业训练中一般有镜子，个体通过看镜子里的自己评估动作、体态标准与否，老师也会给予反馈，学员通过这些外在反馈进行动作调整。身心舞动练习强调真实的内在冲动、内心状态下的真实动作，认为真实比完美更重要，舞动本身没有任何好坏、对错、美丑的区别，以"第一人称"由自己体察身体及舞动过程，与内在及身体有联结，内在的体验比外在表现更重要，动作分析体系各项内容的拓展比动作难度更重要。

5. 身心一体：身心整合参与

身心舞动练习注重身体感官、动作、认知、意象、情绪、社会性等不同层面的介入与转换，强调舞动的人是全人（Holistic），舞动会影响认知、情绪、社会性等各个方面，其他部分也会影响舞动，或者说舞动是所有部分同时参与的。

6. 自主参与：个体是身体与舞蹈的主人

每个人都是自己身体的主人，每个人都拥有独一无二的身体，每个人的身体具有独特的体验与经历，会呈现独一无二的动作质感，蕴含着不同的记忆与互动经验，当下流动出来的内在感受也因人而异。对于同样的身心舞动练习指导语，每个人会有不同的舞动呈现，这是很自然的，每个人可以允许自己的身体进行独特的舞动。

7. 适度指导：带领者不是舞蹈老师

身心舞动练习建构在带领者与参与者平等的基础上，信任每个人天然就具备的动作能力与舞蹈基因。在身心舞动团体中，带领者不是舞蹈老师，需要把舞蹈动作完整无误地教给参与者，而是引导与带领的角色。带领者具备舞蹈、动作技能及审美能力，具备动作观察、评估及训练能力，尊重、信任每个参与者，营造安全、放松的团体氛围，了解个体及团体动作发展进程及动力，引导他们主动投入舞动这一创造性过程中，联结、开发、拓展其舞动及身心潜能。

8. 积极导向：人人可以舞动并受益

身心舞动认为呼吸就是运动，每个人都有舞动的基因与能力，如果有内在参与及成长动机，也都可以通过舞动获得身心成长并受益，"身心是一起成长一起改变的，不论是幼儿时期的身体、青年时期或是老年时期的身体，它都是真实的我，一个不断改变（changing）、运动（moving）、成长和蜕变的我"[1]。

三、本书的使用方法

身心舞动练习可以根据主题、对象、阶段、目标、场地等实际情况进行，本书所列练习是基于动作分析体系的典型练习，但并不能穷尽所有，人们可以根据实际情况有新的创造，在现有练习及变式的基础上改造，也可以将其以不同的方式进行组合。身心舞动练习不只是一个个练习的叠加，其本身有内在的动力与发展过程，要根据成员个体及团体的具体情况创造性地开展。

---

[1] 林大丰、刘美珠：《身心学（Somatics）的意涵与发展之探究》，《台东大学体育学报》2003年创刊号。

1. 设定时长与主题

动作分析是一个庞大的体系，要根据练习时长、参与对象的身心需要等设定具体主题，以聚焦练习内容，有效使用练习时间，达成练习目标。主题可以是身体动作层面的，也可以是心理层面的。比如，聚焦于内驱力的强力与轻柔，或者以"边界"为心理议题，将之以方向性动作的相关内容进行设计。动作分析的每个部分都可以作为独立的主题。心理议题可以包括自信心提升、团队建设、压力管理、情绪释放、人际沟通、合作、信任、力量与边界等。练习最好是连续性的，比如每周两小时，持续几周，或者是连续几天，不同的时长，练习的内容、效果不同。

2. 共同设定目标

不管是单次还是多次的身心舞动练习都应该设定目标，以让整个过程有效组织与实施。身心舞动练习的目标是带领者与参与者共同制定的，带领者根据动作分析的理论框架初步设定具体身心舞动练习及组织方式，同时，询问、倾听、观察参与者关于这一内容想要的是什么，需要学习与扩展的是什么，从而形成良好的工作联盟，在双方的共同努力下达成目标。

3. 根据发展阶段设定练习内容

舞动治疗将个体与团体的发展分为融入、责任、开放与分离四个阶段：融入阶段要让每个成员感觉到自己在团体中有一个位置，带领者的任务是关注每一个人，对于如何舞动给予明确的指导与结构，促进成员对团体的归属感；责任阶段与力量、站立、边界等有关，与强力、轻柔的内驱力，上升、下沉的塑形，身体的脊柱、膝盖、骨盆等部位及更大的空间范围有关；开放阶段每个人在团体中更加敞开，能呈现更深层次的内心世界，身体动作更加自由，深入的交流互动可以更多，真实动作技术、即兴等可以被运用，每个人有更多的时空按照自己的意愿舞动；分离阶段可以沉淀收获，彼此感谢与告别，展望未来等。每次身心舞动练习一般包括三个阶段：热身与准备阶段，目标是引导参与者熟悉和联结身体、空间和他人（带领者与同伴），建立一个轻松、愉快和安全的舞蹈体验的物理、生理和情感环境，有清晰的步骤和指导语引导，可以让参与者放松，轻松享受舞蹈的乐趣，建立对舞蹈的兴趣和信心；主题阶段根据主题、目标等具体情况实施练习并分享；结束阶段沉淀整体身心体验、收获，带领者评估、反思练习目标是否实现等。

4. 根据参与对象的身心特点设计练习内容

身心舞动练习可以在不同群体中实施：儿童、青少年、成人，以不同形式实施：个体、伴侣、家庭、团体等。参与者的身心特点不同，练习时长、内容不同，比如，如果参与者是彼此熟悉的同一单位的人，就适宜每个人以动作表达感谢、欣赏，彼此以动作连接，在共同节奏中舞动、编舞及呈现，不适宜涉及较深的内在情绪情感议题；儿童与青少年体力充沛，要选取适合他们年龄阶段的音乐，有更多强力的舞动；老年人身体不便，有不同程度的关节老化、肌肉疼痛等问题，要充分考虑每个参与者身体的情况，更要强调安全第一。

5. 场地与设备要求

身心舞动练习要充分考虑参与者的空间使用情况，地面最好是木地板或橡胶地板，以使低水平面的地板空间可以被运用，有机会回到地板重新体验动作发展过程，提升身体部位的灵活运用能力等。为了充分联结身体，放松地投入舞动体验，参与者可以穿棉袜、光脚或穿舞蹈鞋舞动。空间是舞动的必备条件，身心舞动练习有空间使用的内容，每个人需要有足够的舞动空间，所以场地的面积要足够大。音乐是舞动过程中必不可少的，要有效果良好的音响设备。

可以根据需要准备舞动道具，如丝巾、扇子、棍子、圈带、气球、太阳花等是舞动常用的道具，也可以根据舞动的需要就地取材。

6. 带领者对练习有切身体验与实践

带领者要充分掌握相关的舞蹈、动作分析体系理论知识与实践技能，对于本书中的身心舞动练习要先有体验，了解过程中可能会有的体验及感受，并能够根据现场情况及时调整练习内容与难度，跟随、掌控身心舞动练习实施过程中的现象与状况。这对于带领者有很高的要求，最初带领时可以将本书内容加入自己熟悉的工作方法中，以较少情绪感受的内容开始，可以在带领之前组织一些熟悉的人，尝试练习带领。可以用作衡量是否准备好的方法是诚实地面对自己的内心和身体感受，问问自己带领这个练习，内心是否觉得安全、有足够的把握？如果答案是"是"，就开始带领，如果答案是"否"，就再去做些准备。这对自己、参与者都更负责任。

当然，上述内容是针对以团体形式组织、有专门的带领者的情况，日常生活中的身心舞动练习因地制宜、因人而异，不断练习、坚持运用是更重要的。

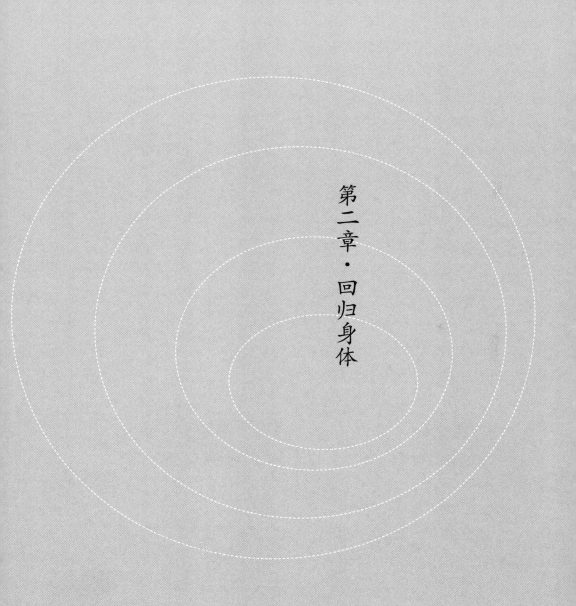

第二章·回归身体

回归身体是舞动当中最基本的工作，巴特妮芙基本动作是在拉班动作基础上发展而来，可作为动作评估和动作干预、让人们动起来、联结自已和聆听身体讯息及智慧的工具。从身体层面进行工作意义重大，我们以身体隐喻、意象等方式来工作能够促进身体层面、情感层面、人际关系层面、认知层面等方面的整合。本章以巴特妮芙基本动作的六大连接为基础设计身心舞动练习，这些身心舞动练习可单独使用，也可作为其他身心舞动的基础练习。

本章先简要介绍巴特妮芙基本动作的内容，以供了解和学习，便于读者更好地理解后面的身心练习设计和掌握人的身心动作发展规律。

巴特妮芙基本动作为身体连接、身心一体、动作探索提供了基本框架。德国籍的伊姆伽・巴特妮芙生于1900年，25岁时跟随拉班，在她的出生地——柏林，学习了解人类动作之意义。这套在全世界被各界认可的运动学理论，现在被通称为“拉班动作分析”。巴特妮芙嫁给俄籍犹太人麦克・巴特妮芙（Michail Bartenieff）之后，继续教拉班舞谱。后来巴特妮芙与几位美国舞谱先祖在纽约创立了舞谱局，虽然巴特妮芙之后离开，创立了拉班动作研究学校，但舞谱局继续存在发展至今。她曾跟随乔治・迪郡（George Deaver）受训，成为复健师。第二次世界大战前，复健通常着重对身体个别部位的治疗。大战之后，转为集合全身为一体，强调人体功能（Function）之整合使用的复健法。受过拉班训练的巴特妮芙，结合了拉班理念和复健观念，以“身心是一体，动作目的是功能作用（Function）或表达作用（Expression）”的理念，创造了巴特妮芙基本动作训练。[1]

---

① 参见王云幼《巴特妮芙基本动作训练》，《美育》2000年第117期。

巴特妮芙的基本动作包括：呼吸模式、中心—肢端模式、脊柱—头尾连接模式、上下半身模式、左右半身模式、对角线模式。下面简单介绍下这几个基本动作模式。[①]

呼吸模式：这由"变鼓"（吸气）和"变空"（呼气）组成，给全身带来生机。在呼吸模式中，一个人没有意识到身体的不同部分，也没有意识到任何在它们之间更为不同的组织，这种组织以最简单的形式存在于单细胞生物或单个细胞（更复杂生物的一部分）中，扩张和收缩。比如新生婴儿，其细胞处于完全扩张和收缩状态。这种模式被称为呼吸模式。初生婴儿由母体刚进入新世界，第一个行为是深呼一口气，哇哇大哭。呼吸是自然行为。没有呼吸便没有生命。倘若呼吸的方法不当，身体某部位会被阻塞，幼儿行为发展的下一步因此会受影响。简单一呼一吸之间，包含了许多生理变化、新陈代谢、情绪的反应，对身体姿势、日常行为和动作的影响，呼吸可以说是人存活的基本动作能力。

中心—肢端模式：这包括肚脐中心的核心支撑。吸气时，空气辐射到头、尾（尾骨）、上肢和下肢，在呼气时通过中心（肚脐）返回。这个过程仍然是"变鼓"和"变空"，但身体的核心／肢端，即肚脐／四肢连接开始。这六个点还没有区分，只有中心和末端之间的区分，以六角星的形式创造了路径。

很多时候人们总是用肢端，但是没有对身体核心的使用，放松和使力其实都是要去感受和启动核心和骨盆，从心理象征层面来讲，极少启动核心的人多半离真实的自己比较远，不能稳定在自己的核

[①] Ciane Fernandes, Jackie Hand, Júlio Mota, Melina Scialom, Rosel Grassmann and Susanne Schlicher, *The Moving Researcher: Laban/Bartenieff Movement Analysis in Performing Arts Education and Creative Arts Therapies*, London,UK: Jessica Kingsley Publishers, 2015, pp.104–107.

心中，也是容易受到外部环境影响的人。核心和骨盆对每个人是如此重要。

脊柱—头尾连接模式：从中心辐射来看，头部和尾部逐渐分化。幼儿发展的下一步是寻求食物，婴儿转动头部，觅求母乳，此时为脊椎—头尾动作之产生。渐渐地，四肢形成了一个动态连接，逐渐建立起脊柱，允许像蛇一样运动。在这个阶段，婴儿移动他／她的头和尾。观察鲸鱼和海豚的动作方式会让我们更好地理解脊柱连接。

上下半身模式：在"脊柱—头尾"动作之后，还有包括区分上半身（腰部以上）、下半身（腰部以下）的动作，例如，一部分（下半身或上半身）稳定而另一部分活动的动作，如青蛙跳跃或兔子奔跑。在这个阶段，当孩子面朝下趴着，用手和腿支撑自己的重量（移动上半部，稳定下半部），或坐着（坐在成年人膝盖上、玩具车上或地板上），朝着某个物体或人移动手臂和胸部时，他／她的胸部就能够从地板上抬起或前倾。

左右半身模式：对同侧运动的控制使孩子自然而然地进入下一阶段，在同侧运动中区分身体的右侧和左侧。这不仅是右肢与左肢的区分，也是身体所有右侧与所有左侧的区分，也就是说，从脊柱（脊柱期）开始，身体被分为右侧大脑、颈部、胸部、腹部、手臂、腿部及其左侧同侧。在听觉刺激的吸引下，孩子倾向于将他／她自己收缩一边，扩张另一边，就像蜥蜴运动时一样。正是在这个阶段，孩子开始在地板上来回滑动，把其他阶段联系起来作为支撑。例如，他／她在脊柱组织中移动脊柱，在同侧运动（右侧／左侧）之间的间隔内，在同源组织中交替上半身和下半身。

对角线模式：这一阶段将之前的两个组织联系起来，是身体上下部分（同源）和左右两侧（同侧）的划分。这样，人们就可以区分交叉的两边——右上和左下／左上和右下，比如在爬行或走路时

胳膊和腿相对。也就是说，我们用右腿跨一步，同时左臂向前，然
后用左腿跨一步，右臂向前。这是最复杂的阶段，所有其他阶段都
在持续。为了达到这个阶段，孩子在之前的所有阶段之间交替进行，
直到他／她达到必要的神经成熟。他／她用两条腿和两条胳膊支撑体
重，同侧或对侧爬行；用两条腿和一条胳膊支撑体重，或借助支撑
物如地面或成年人的手支撑两条腿，直到他／她能自己走路为止。

第一节　身体连接的身心舞动练习

身体连接的状态和方式本身是一个身心状态的呈现。以下身心舞动练习既是一种练习方法，也是一面看见自己和理解他人的镜子。这些练习可以作为身心连接、自我、关系，以及身体中所承载的各种隐喻信息的反应，参与者也可通过这些身心舞动练习来发现某些潜在的可能性、意义等。

一、呼吸练习与身体连接

每个人一天要呼吸约两万次，当你重复错误的呼吸模式，不断地让脊椎伸直，造成腰椎过度伸直及骨盆前倾，下背肌肉及髋屈肌就会变得紧绷。同时，肋骨翘起来的姿势，不利于膈肌吸气，身体代偿的方法就是找更多肌肉协助吸气，包含斜角肌、胸锁乳突肌、斜方肌，这些肌肉都一直处于紧张状态。你观察周围锻炼中的人会发现，大多数人不是没有力气，而是他们不知道如何正确地使用身体，不知道如何做出更有益于身心的动作。

（一）基础呼吸练习

1. 横膈膜呼吸

呼吸科学本身博大而精妙，在种类繁多的呼吸方式当中，横膈膜呼吸可以称为是基础的，也是非常重要的方式。横膈膜呼吸是所有调息练习的基础，是身体和中枢神经系统达到健康巅峰的基础，也是所有与不充分呼吸相关的疾病的药方。当这一基础牢固建立起来以后，就可以开始进行正式的调息练习。在专注和冥想、身体舞动中，呼吸是一个非常重要的部分。我们每天都在呼吸。

人是无法不依靠横膈膜呼吸的。不论你想不想，所有的呼吸都需要借由横膈膜完成，除非你有些隐疾，让你无法使用横膈膜。在一般的呼吸体量中，横膈的作用约占了 80%。良好的核心稳定需仰赖横膈膜执行呼吸以及姿势维持双功能。

横膈膜是一个圆顶形状的肌肉。人身体的躯干像两层小楼，楼上是胸腔，楼下是腹腔。这两层有很多一样的特征，但是也有很多不同，比如住着的器官就不一样，楼上住心脏和肺；楼下住胃、肝、肾、胆囊、脾脏……横膈膜是被楼上楼下两层楼分享，对于楼下腹腔是屋顶，对于楼上胸腔来说是地板；上有透风口（口鼻），下有下水道（排泄系统）。但是横膈膜不是固定的，它随着呼吸改变形状。这样胸腔和腹腔的压力总是此消彼长。中间拱形部分是无法收缩的肌腱，往下会辐射状地连接到胸廓下段内侧。吸气时，横膈膜收缩往下，有如活塞进入腹腔内，造成胸腔负压，让空气进入肺，也同时增加了腹内压。横膈膜是主要的呼吸肌，许多人并没有正确地活化它。失能的呼吸模式是造成下背痛的常见因素，此因素比其他危险因子更能预言下背痛的发生。

身心舞动练习（001）：横膈膜呼吸三式

动作元素：呼吸

心理议题：身心连接

使用技术：身体练习

练习步骤：

（1）趴着练习横膈膜呼吸：俯卧在垫子上，左右小手臂上下重叠，额头放在手臂上。在这个姿势中休息放松 1—2 分钟，然后将注意力转移到呼吸上。注意腹部的变化——吸气时压力的增加和呼气时的放松。这是横膈膜呼吸的自然练习方式。吸气时膈肌下降，肺部扩张，会轻微挤压腹腔；呼气时膈肌上升，肺部压缩，排出气息。

（2）躺着练习横膈膜呼吸：仰卧在垫子上，后脑勺部位稍微有点支撑。在这个姿势中，你要尝试去体会跟之前相同的横膈膜练习，但是，感觉会不一样，因为你是躺着的。为了增加横膈膜呼吸的感觉，你可以把一只手放在腹部（肋骨和肚脐之间），另一只手放在胸部。跟在上个姿势当中一样，你应该感到横膈膜的练习表现为腹部扩张，而胸腔只有轻微的或者完全没有扩张。你也可以在腹部放一个小沙袋或者有轻微重量的物体来代替手。

（3）坐着练习横膈膜呼吸：拿一把结实的椅子，坐在前端，或者坐在垫子上，保持头、脖子和躯干在一条直线上。同样，你要尝试与感受前两个横膈膜练习。如果有帮助的话，你同样可以把一只手放在腹部，另一只手放在胸部。

练习变式：站着练习横膈膜呼吸依然可以，选择你当下适合的方式。

练习讨论：你能够感受到自己的呼吸带来的身体起伏吗？当你做这个练习的时候你的身体体验是怎么样的？

练习反馈示例："当我做这个呼吸练习的时候，我能够更安定下来，能够更好地感受到自己的存在。我是一个比较容易着急的人，当我关注横膈膜呼吸，我发现身体是如此精妙，也可以慢下来。"

2. 腹式呼吸

腹部帮我们消化食物，消化情绪，滋养身体与满足情绪的需求，并且让我们变得感性。腹部累积跟容纳能量，而它是对周遭生命振动频率高度敏感的天线。敞开的腹部让我们放松地面对日常琐事，没有焦虑与担忧。它帮助我们不受别人看法的影响，是我们生命的中心。倘若我们失去了内在的平衡，没有内在中心，我们无法感觉到生命之美。

身心舞动练习（002）：腹式呼吸

动作元素：呼吸与存在

心理议题：身心连接

使用技术：身体练习

练习步骤：

（1）闭目静心：平躺在床／垫子上，闭上眼睛，放松，双手臂自然地平放在身体的两侧。

（2）腹部感觉：平躺在床／垫子上，放松，把左手放到你的肚子上，吸气，感觉手随肚子鼓起来，然后呼气，感觉手随肚子凹下去。

（3）胸腹同感：平躺在床／垫子上，放松，把右手放在你的肚子上，左手放在胸部，呼吸，感觉放在肚子上的右手在上下运动，而放在胸部的左手是不动的。

（4）口腹同感：平躺在床／垫子上，放松，把右手放到你的肚子上，左手放在嘴巴前面。吸气，右手随肚子鼓起，然后收紧双唇发"P"音，左手感觉气流喷出，同时右手随着肚子凹下去。

（5）感受自己的存在：依旧闭上眼睛，将一只手放在腹部，另一只手放在心的位置，放松，享受腹部呼吸的自然律动，允许腹部的宁静来打开心，触碰到自己的整个存在，让内在之美的感觉充满你。

练习变式：可以在坐公交、地铁时站立练习，或者坐在办公室的沙发／椅子上练习。

练习讨论：当你在做这个练习的时候你有什么体验和发现？

练习反馈示例："我感受到呼吸的流畅感，非常美好。还发现当我发"P"音的时候，我的感觉就像是把一些东西给吹走了一样，甚至感受到一些诗意，就像是吹蒲公英，在草原，在山林间，在溪水边的感觉。"

3. 骨盆呼吸

当我们身体放松，骨盆随着每次呼吸自由地前后摇摆时，活着就是种喜悦。骨盆是我们原始力量的中心所在。

身心舞动练习（003）：骨盆呼吸

动作元素：呼吸与存在

心理议题：身心连接

使用技术：身体练习

练习步骤：

（1）自发性的身体伸展：开始四处走动，用你觉得会更敞开、更自然、更有弹性的方式来伸展身体。如果你注意到有些身体紧绷的部位，花点时间去感受它们，然后柔和地伸展这些部位。哪里有疼痛，哪里就是卡住的地方。通过各种伸展身体的创意方式可以疏通身体卡住的部位和感觉。如果你曾经学过瑜伽之类的，先把它放在一边，尝试用各种好玩的方式来打开身体、头脑、心灵。放下控制，对一些无法预测，保持开放。

（2）慢慢打开双腿：仰躺在毯子／床垫上，将膝盖抬起来，双脚底依旧靠拢并且踩在地板上。现在让双腿慢慢地打开，然后慢慢地合起来。随着身体的需要呼吸。

（3）滚动骨盆直至产生波浪：继续躺在毯子／床垫上，让膝盖抬起，脚底踩在地面上，张开双腿与肩膀同宽，手臂可以张开，整个身体放松。通过张开的嘴巴呼吸得更深入一些，感受吐气与吸气，然后柔和地随着呼吸节奏前后滚动骨盆，吸气时骨盆往后，朝向地面，呼气时骨盆往前，朝向天花板。允许整个骨盆动作是来自双腿而不是腹部，是非常柔和、细腻的动作，并且连接到呼吸。倘若你保持放松，你会感受到身体非常喜欢骨盆的动作。让呼吸帮助你将动作变得柔和，而后动作像波浪一样在身体内滚动，从腹部移动到胸部，然后回到腹部。

（4）放松：慢慢地放松，让自己休息，允许身体在地面上伸展开来，感觉自己敞开，被这盆骨呼吸的温柔体验充满整个身体。

练习变式：可以在挤公交、地铁时站立练习，或者坐在办公室的沙发/椅子上练习，当你把你的意识带到那个地方的时候，你就可以做精微的练习和感受自己身体的微微振动。

练习讨论：感受到骨盆的滚动了吗？能感受到这样的波浪在身体里流动吗？这样的感受给全身带来什么样的感觉啊？

练习反馈示例："一开始做这个练习还有点不好意思，似乎骨盆是非常不被看见的身体位置，也是被自己忽略的地方。"

4. 三维立体式呼吸

我们的呼吸是三维立体的，我们可以通过三个不同方向去感受呼吸。

身心舞动练习（004）：三维立体式呼吸

动作元素：呼吸

心理议题：身体连接

使用技术：身体练习、意象化

练习步骤：

（1）呼吸的时候感受胸部以下肋骨：吸气的时候身体向左右两侧变宽，呼气的时候身体向中央收缩。这样感受呼吸 2 分钟。

（2）之后把注意力放在头顶和尾椎，感受呼吸带来的身体上升下沉的感觉。吸气的时候，我们感受脊柱被拉长，头顶和尾椎分别向上和向下拉长；呼气的时候，感受脊柱被缩短，头顶和尾椎分别向下和向上缩短。

（3）感受吸气和呼气带来的身体前后的凸起和凹下：吸气的时

候身体前鼓，也就是凸起；呼气的时候身体向后凹下去。

（4）最后一步整体去感受身体向前后、两侧、上下不同方向的延伸与收缩。

练习变式：在进行这个三维立体式呼吸的时候，可以加上一点意象，想象一个立体弹力球，可以随着脊柱拉长缩短，随着胸围一带变宽变窄，可以随着身体前后变鼓变空。

练习讨论：在上下前后左右等不同方向上感觉到的呼吸是否明显？在什么方向更明显？在什么方向上又没有什么感觉？你会有什么联想？

练习反馈示例："我发现我在做这个练习的时候，很难感知到上下方向的感觉，后来我发现是因为我背后有太多压力，没有办法放松下来。这些年来一直都是我一个人承担很多事情，家里发生了一些变故，所以很辛苦，也忘记了怎么照顾自己。我很少能够感受到呼吸时身体前后的变化，能明显感受到的是左右变宽变窄。在舞动团体课上，老师询问我是否放比较多精力在人际关系上，而不能够专注于自己的目标。当老师这么问的时候，我发现确实是这样。后来老师向我解释，在前后这个层面上来讲是比较偏前进后退的，是与行动力有关的。"

5. 意象呼吸练习

意象本身会让人容易感知到，容易达到身体体验的感觉，也可拓展人们的想象力和感知力，让体验变得有趣和简单。

身心舞动练习（005）：意象呼吸练习

动作元素：**呼吸**

心理议题：**身体连接**

使用技术：**身体练习、意象化**

练习步骤：想象在我们的身体中轴线有一把伞，伞柄朝下，伞柄的位置在腹部，伞面从喉咙一直到腹腔，当我们吸气的时候，伞慢慢打开，呼气的时候慢慢收起来。

练习变式：想象我们的身体是一个气球，吸气的时候，气球鼓起来，呼气的时候，气球瘪一点儿。这样的方式可以让我们充分体验到呼吸对身体的影响。

练习讨论：你是否能够感受到那个意象？你是否可以看见这样的意象？带着这样的意象去呼吸的时候，发现和平常的呼吸有什么不同呢？

练习反馈示例："我那样呼吸的时候，发现我更能够感受到自己呼吸，让呼吸变成可以看见的感觉，感受呼吸在身体里，整个人也就更加放松了。"

（二）功能性呼吸练习

功能性呼吸练习是指将呼吸与生活、人际关系相关的现实功能连接起来进行的呼吸练习。

1. 呼吸同频与感受彼此的练习

呼吸是一个人生命持续的依托方式，当我们彼此以最基本的存在方式相遇，看见彼此最基本的存在时，这种感觉非常美妙。

身心舞动练习（006）：呼吸同频与感受彼此的练习

动作元素：呼吸

心理议题：共情与调频

使用技术：身体练习、觉察

练习步骤：

（1）站直，双脚左右稍微分开，与你的练习对象（孩子或者爱人）站成一排，或并排躺着，找到你们双方感觉舒适的姿势。

（2）用你的手轻轻触摸他的肚子，他吸气时，肚子鼓起来了，他呼气时，肚子凹下去了，你的手跟随他肚子鼓起来和凹下去而轻微移动。你和他一起做，深吸气时，他的肚子鼓起来了，你也一样，吸气，肚子鼓起来；呼气时，他肚子凹下去，你也一样，肚子凹下去。

练习时间可以在 5—15 分钟，全然地在当下，在彼此之间。

练习变式：除了去抚触肚子，还可以背对背，或者没有任何身体接触，只是看着彼此，一起呼吸，调整彼此的呼吸频率，感受彼此。

练习讨论：当你这样做的时候，你有什么样的感受？你对对方有什么发现？你和对方可以一起讨论你们的感受和想法，以及想要对彼此说的话。

练习反馈示例："我和我的先生很少这样待着，这样的感觉很美妙，能够更安静地看到对方，我也感受到了更多两个人之间的温柔。"

2. 舒解慢性压力

在慢性压力，像恐惧、焦虑之下，我们的呼吸——吐气和吸气失去了平衡，我们屏住了呼吸。我们害怕完全的吐气。为了释放压力与平衡呼吸，我们需要再次学习深深的吐气。这也让我们的神经系统变得和谐稳定。

身心舞动练习（007）：舒解慢性压力

动作元素：收缩与扩张

心理议题：焦虑与压力

使用技术：放松与觉察

练习步骤：

（1）扩展：膝盖微屈地站着，放松骨盆、腹部与脊椎，放松下巴，嘴巴微微张开，做几个深呼吸，感觉身体往各个方向扩展，向前方、后面以及两侧，感觉身体不同部位的紧张。

（2）收缩与释放：接下来的几分钟里，一个一个地完全收缩身体最紧张的几个部位，并且停住呼吸，然后用力地吐气，发出声音，把所有的紧张抖掉。接着持续深呼吸，继续收缩与释放的过程。

（3）静坐：花 10 分钟坐着，闭上眼睛以及放松，允许身体自然的呼吸。

练习讨论：你刚刚感受到哪些身体部位比较紧绷？你释放比较久的是哪些身体部位？你对此有什么联想和感受？你的计划是什么？你获得了什么启示？

练习反馈示例："我常常忙着外面的事情，很少这样释放自己身体的紧张。每天 5 分钟的练习，使我感觉更有精力和放松地去面对现实的生活。"

3. 背对背的呼吸之舞

背对背的呼吸之舞适合比较亲近或者双方想要更多亲密与支持的人来舞动。

身心舞动练习（008）：彼此支持

动作元素：呼吸

心理议题：支持、连接、理解

使用技术：动作对话

练习步骤：

（1）双方自然地站立，背靠着背，先感受自己的呼吸和脊柱形状、位置，去感受对方的呼吸，背的质感，如背部的厚度、大小、温度。慢慢地用背来问候彼此。

（2）跳一支移动上下背的舞，你上我下，我上你下。

（3）之后轮流依靠，一个做支撑者，另一个人去依靠。轮流做几次，在内在感受这个背部的支持，回想过去生活中他对自己的支持和帮助。

（4）慢慢地回到自己，双方没有谁依靠谁，把注意力放在整个脊柱上，想象它是一条蛇或毛毛虫，缓慢地依照两人的速度舞动起来，可以左右侧弯、前后如海浪般，也可以扭转、画"8"字形，等等，随着音乐的感觉，自然而然地让两人的背和脊柱舞动起来，并享受那些舞动起来的感觉……

练习变式：也可以坐着进行，或者两人躺着背对背进行。

练习讨论：你能够自如地动你的背和脊柱吗？你能体验到伙伴的背和舞动吗？在哪些时刻你们是非常默契，很顺滑地舞动起来？又在哪些时刻你们有点卡？你们是怎么度过这个卡的瞬间的？整个过程下来你有什么样的感受，以及有什么样的领悟或者发现？

练习反馈示例："可能我们这样安静地感受彼此背部的机会并不多，我也意识到我们开始有些不习惯，直到练习了五六次之后才渐入佳境。我很感谢他对我的支持和理解。每次背对背舞动后，我们会交流一下，发现我们的关系变得更好。我也能够意识到其实有时候他也需要我的支持。我们日常的一些疲劳和辛苦也变少很多。我常常感受到我背后有那样一个人在，他的温暖一直在我的心里。我们的背和脊柱也变得更加柔软。非常推荐这个练习给情侣和夫妻。"

二、认识与体会身体结构与其功能、隐喻

1. 手的舞动

手是我们身体的肢端，手是我们日常生活中每天都被使用的身体部位，我们每天都在用手处理事情，总要用手操作一些东西。在心理层面手的功能包括：处理、操纵、协助、接纳、交际。

身心舞动练习（009）：手的舞动

身体元素：手

心理议题：手与内在、外在的连接

使用技术：身体练习、即兴舞动

练习步骤：

（1）与手的连接和对话：看着我们的双手，感受我们的双手，用一只手触摸另外一只手，感受手的温度，观察手的纹路、皮肤，手的骨骼和肌肉。每天这双手都会带给你怎么样的体验？你会用它做什么？或许是打字、递文件，或许是切菜、做饭、洗碗、和人握手、触碰什么……

（2）手的舞动与诉说：我们来一支手的舞蹈，或者是轻轻摇晃，或者是轻轻抚触，或者是摆动、挥舞，或者是推开，或者是抓取，或者是扭动，把你的注意力放在手上，看看你的手想要怎样动。你想通过手来表达什么？传递什么？感受什么？思考什么？如果你的手可以说话，它想要说什么话？……继续舞动，直到你发现它已经诉说完了它想要表达的。

练习变式：和家人或朋友来一支手的舞蹈。

练习讨论：你发现了什么？你特别想要对你的手说一些什么？你想怎样对待你的这双手？你想让你的手创造一些什么？放掉一些什么？获取一些什么？

练习反馈示例："我要感谢我的手，感谢它可以让我触碰到柔软的肌肤，可以触摸有质感的布料，感受水流的温柔，让我可以感受到爱人的温度，能够牵着他的手一起面对生活的挑战，一起创造生活的美。""当我如此细致地体会手、用手舞动的时候，我有了很多神奇的发现，那些日子有些挣扎，我尝试把我的挣扎变成一个球，用手推这个球，弹动这个球，在玩这个球的过程中我的球变成了羽毛，那个时候我的手之舞变成了一支轻盈的舞蹈，我的挣扎感也在变弱，我发现我太想要推开一些感觉，可是那些感觉是可以与我共处的，我也可以等待那些感觉发生变化，我把那些感受放在那里，用手去感受其他的色彩，我的世界是广阔的，我张开双手去迎接更大的世界。"

2. 脚的舞动

"蹬之于足，行之于腿，纵之于膝。"脚是我们接触地面的末端。脚的部位可以分为：脚尖、脚掌、脚后跟、脚内侧、脚外侧。与脚相关的心理议题是基础、稳定性、踏实的能力。我们尤其关注脚与地面的关系。脚也涉及我们和重力的关系、重心的移动与平衡。

身心舞动练习（010）：脚的舞动

身体元素：脚

心理议题：脚与内在、外在的世界

使用技术：身体练习、即兴舞动

练习步骤：

（1）与脚的连接与对话：感受一下我们的双脚，可以先找一个地方，如沙发、椅子或床上，看看自己的双脚，用手去触摸我们的双脚，从脚面到脚底，从一侧到另外一侧，每个脚指头，触摸我们每只脚的纹路。

（2）脚的舞动与诉说：闭上眼睛呼吸，回想一下与脚有关的人生记忆和故事，或许它受过伤，或许它去过几个特别的地方，与脚在那些地方和平时不太一样：或者脚步变得轻盈起来，或者变得急速起来，或者跳跃，或者慢下来，等等。

（3）从躺着、坐着到站起来，去感受脚与地面的接触部位，或者从一个部位过渡到另一部位。比如，从脚跟滚动到脚掌再到脚尖的过程，一点点舞动起来，去跳一支脚的舞蹈，把脚的记忆与故事、情感、感受、思考跳出来，你可以扭、撑、转、蹬、踹、踢、揉……脚如何更好地使用地面的支持来舞蹈？细腻地用脚趾的每一个关节去接触地板，将地板所传达上来的力量，呈现在上身的姿态中。

练习变式：想象自己在一个场景里用双脚跳舞，比如在泥土里，在海滩上，或者在森林里。

练习讨论：你发现了什么？你特别想要对你的脚说一些什么？你想要怎样对待你的这双脚？你会想要让你的脚带领你去向何方？你如何照顾你的双脚？

练习反馈示例："我特别心疼我的双脚，我经常忘记了它的存在，今天才意识到它有多么不容易，尤其是身为女性，我想到了以前那些被裹脚的女子，我心生难过，幸好我不是生活在那个被裹脚的年代。尽管现在这个时代女性的生活依然不易，我感谢我的双脚是被解放的，我也为女性的生存和发展继续努力着。我用自己的双脚踏出自己的一片天地。那个时候双脚不仅仅在为我这个生命舞蹈，为我诉说，也连接到很多古老的记忆和感受，我的双脚也是在为更多女性伙伴表达，我知道那个表达也有我内在被束缚的部分，也有文化对我这个个体的影响，我庆幸在我所处的时代，女性有一定的自由和选择，我用双脚表达这份欢愉。"

3. 肩膀的舞动

生活压力大，工作时间长，运动量太小，这些是现代人普遍存在的问题，这些问题会使人全身气血运行不畅，肩颈疼痛，导致头痛，遇到烦心事，头都要炸裂。

肩颈痛，这是很多人的通病。肩部作为一个几乎能够 360 度无死角运动的存在，本身结构复杂，导致肩痛的原因自然也数不胜数。肩部肌肉会储存大量未被觉察的肌肉紧张，导致僵硬。毫不夸张地说，你的肩膀承担着你所思想和全部世界的重量。当肩膀酸痛时，许多人会习惯性地按摩肩膀或脖子，这样的确会有瞬间轻松的感觉，但这种感觉也经常是短暂性的，不久后又酸疼起来。我们发现肩胛骨变成翼状肩胛并非好事。正常人的肩胛骨紧贴胸壁，这主要是由前锯肌和斜方肌的协同收缩来完成的。如果前锯肌和斜方肌麻痹，就会使肩胛骨失去贴胸的作用力。当上臂运动使肩胛骨旋转时，它就会因脊柱缘失去牵拉而翘起，形成似蟋蟀翅膀样的畸形，临床据此特征而将其命名为翼状肩胛。翼状肩胛也是肩胛骨运动障碍的一种。如果肩胛骨动不了了，往上抬胳膊会碰不到耳朵。

身心舞动练习（011）：肩部的舞动

身体元素：肩胛骨、肩膀

心理议题：放松与自由

使用技术：身体练习、即兴舞动

练习步骤：

（1）首先找到肩胛骨，把轻抚肩膀的手向后背挪一挪，上下探索一番，如果你不是惊人的大体量选手，多半就能摸到一块扁扁的呈倒三角状的骨头——肩胛骨。

可通过肩胛骨的伸展运动来促进血液循环，这是缓解肩颈僵硬最重要的步骤。

（2）在脖子下方垫上枕头或是毛巾，放松平躺。将双手十指交扣，在胸口上方高举，慢慢地顺时针转 10 圈，逆时针转 10 圈。

（3）接着将交扣的双手移到腹部位置，慢慢地顺时针转 10 圈，逆时针转 10 圈。

（4）接着移动到脸上方，同样各转 10 圈。

（5）起身站立，抖动肩膀，上下抖，前后抖，注意跟随自己身体的需要，慢慢解放肩膀。

（6）用你的肩膀和肩胛骨来跳一支舞蹈，听听肩膀的诉说。

练习讨论：你平时注意到肩颈的状态了吗？你的肩颈有多自由、放松？抖动比较自如吗？每天坚持练习的话，你有什么发现和感受？

练习反馈示例："我是家中的老大，经常觉得有很多事情要干，常常不能放松下来，之前我经常去按摩、理疗，但是过不了多久还是老样子，我慢慢练习如何和肩颈对话，我发现其实是我太焦虑，背负的东西太多了。当我开始和自己的肩膀对话时，我发现我的肩膀在说'我太辛苦了'，我只能背负可以背负的。我开始变得心疼自己。我会尊重自己的疲惫，在疲惫的时候告诉家人，我此刻需要休息，给我一些时间，你们安排好自己的事情。"

4. 脊柱的舞动——摇头摆尾

人类脊柱由33块椎骨（颈椎7块，胸椎12块，腰椎5块，骶骨、尾骨共9块）借韧带、关节及椎间盘连接而成。脊柱上端承托颅骨，下连髋骨，中附肋骨，并作为胸廓、腹腔和盆腔的后壁。脊柱在物理层面具有支持躯干、保护内脏、保护脊髓和进行运动的功能。脊柱是支撑整个身体的支柱，脊柱的每一节都和内脏息息相关。

随着智能手机和互联网的发展，越来越多的年轻人沉迷于其中，无法自拔。躺在床上刷手机，走路刷手机，等公交刷手机，甚至上班开会也刷手机。微博、微信、抖音、游戏等各类APP无情地吞噬着我们。"最受伤的"莫过于我们的脊柱。当代社会生活节奏加快，压力也随之而来。银行职员、会计、作家、编辑等白领长期在办公室伏案工作，在电脑前埋头码字；上下班是汽车代步，长年累月地久坐不动，导致很多人的脊柱劳损严重，出现脖子咯吱作响、抬不起胳膊、身体转动僵硬、脊椎侧弯等现象，引起各种健康问题。这都是脊椎老化的征兆。脊柱有多柔韧，人就有多年轻。

从心理的角度来看，现代人最大的心理问题——压力会直接体现在与脊柱相关的病痛上：腰痛、背痛、颈椎问题、腰椎间盘突出等。

脊柱的状态与心理健康直接相关，如脊柱的力量、柔韧性和灵活性与心理内在灵活度、弹性有关。加拿大多伦多大学心理学教授、临床心理学家乔丹·彼得森（Jordan B. Peterson）在其著作《人生十二法则》中阐述的第一条法则即"挺起你的胸，背提起来"[①]。他从进化心理学、神经心理学的角度指出"挺胸提背"事关人的认知水平、自信、勇气和心理状态。一些观察发现，不自信的人常常弯腰驼背、含胸。过往的心理创伤也可能以脊柱问题来呈现。

锻炼脊柱时，需要双脚和腿部的力量与支撑，这样才能在稳定中带来脊柱的灵活，从舞动治疗的动作特质来看，这兼具了稳定与自由、强力与轻柔的双重特性。

身心舞动练习（012）：与脊柱的连接之舞

身体元素：脊柱

心理议题：脊柱的激活、放松

使用技术：身体练习

练习步骤：

（1）吸气时，用头顶带领脊柱向上延展，尾椎向下延展，想象整个脊柱就像是有弹性、有硬度的绳索，绳索的每一个节都有空间，让呼吸进入这些空间，也可跟随自己的内在冲动动一动背。

（2）呼气时，收缩脊柱，头顶沿垂直方向下沉，低头，放松脖子、颈椎、胸椎，让脊柱一节一节向下卷曲，卷到腰椎时，膝盖微弯，让整个上半身俯在大腿上，在这个时刻保持几秒钟，自然呼吸，之后脊柱从尾椎向上一节一节卷上来，最后伸直颈椎，抬头，直立起来。

（3）来回做十几遍，呼吸加上脊柱延展和收缩。

练习反馈示例："当我这么做的时候，我发现我的肩颈有些不

---

① 参见［加］乔丹·彼得森《人生十二法则》，史秀雄译，浙江人民出版社 2019 年版，第 17—27 页。

适应，颈椎和胸椎需要更多的伸展和呼吸。平时总是太忙碌，顾不上照顾这些地方，还发现自己不自觉地感觉背上像是有什么东西在，想要扭动和抖落掉。也许是因为承担过多，也许是家庭的压力，也许是对自己的期许太高，或者都有。当我连续做这个练习时，我能够感受到更多放松和自在。"

身心舞动练习（013）：脊柱之舞——摇头摆尾的舞蹈

身体元素：脊柱

心理议题：支撑与灵活

使用技术：身体练习、即兴舞动

练习步骤：

（1）把注意力放在自己的头顶和尾椎，想象自己是有尾巴的，你可以尝试摆动你的尾巴。第一阶段，像鳝鱼左右摆尾。高马步，或两腿微屈，都可以，这个动作的关键不在马步的高低上，而是在摆尾时的腹式呼吸、提肛收腹上。两手轻搭大腿，向左摆臀，缓缓吸气，会阴上提，小腹收紧，同时向左斜后方转头，以刺激颈后大椎，略停几秒。而后正身，缓缓呼气，再向右摆臀，动作相同，方向相反。

（2）熟练后，进入第二阶段——转动。高马步状态下，向左摆臀，头相应地左右转动，差不多转到270度时，刚好转到后方，翘臀塌腰，而后放松腰部，收紧臀部，回正身体，再逆时针转动。动作要点同上，摆尾时逆腹式呼吸，提肛收腹。

摇头摆尾动作是全身性动作，对整个身体都有良好作用。摇头摆臀，拧转腰胯，牵动全身，能降低中枢神经系统兴奋性，有宁心安神的作用，对治疗交感神经兴奋引起的失眠有帮助。

（3）将脊柱的灵活舞动带到全身的自由舞动。

练习变式：可以躺在地面上从尾部摇晃至头，并用这种摇晃摆动在地面前行后退；或者从头摇晃摆动至尾部，亦可这样前行后退。如果是坐着的话，可以邀请坐骨加入，能够小范围地摇头摆尾。

练习讨论：你能摆动起来脊柱，感受到脊柱的灵活吗？能感受到来自脊柱的对身体的支持吗？摇头摆尾之后你的身体感受如何？你心里有什么联想？

练习反馈示例："当在地板上摇晃脊柱，并在地面爬行时，发现原来自己身体的这些重要部分平时是那样的封闭，动起来有些困难。"

5.骨盆的舞动

骨盆是由骶骨、尾骨及左、右髋骨连接而成的哺乳动物特有的环状骨架。人的骨盆可分为前上方的大骨盆和后下方的小骨盆。大骨盆两侧均以髋骨的髂翼为界，前方无骨性成分，展开的髂翼承托着肠管。小骨盆具有完整的骨壁，其腔内藏有膀胱、直肠以及女性的子宫和阴道。骨盆对盆腔中的脏器有保护作用。人类骨盆较宽，适于直立姿势。骨盆上接腰椎，下连股骨，连着躯干和下肢，因此能承受较大的重量并进行力的传递。落在第五腰椎的重力传至骶骨经骶髂关节传至髋骨，站立时经髋关节传至股骨，坐着时则传向坐结节。骨盆也可以分散由下肢传来的支撑反作用力，减缓对胸腹腔脏器和脑髓的震动。骨盆是躯干和下肢运动的中心。如在投标枪、掷铅球的运动中，器械出手前的转体动作，骨盆即作为脊柱的一环而起作用——脊柱的"底座"是骨盆。

骨盆区域包含着生命能量——海底轮，只有生命能量升起之后生命才会被注入活力。唯有先释放骨盆区域的情绪，清理这部分的阻塞，身体得到健康的同时，生命品质也得到改善。

身心舞动练习（014）：像摇篮一样摇晃骨盆
身体元素：骨盆

心理议题：生命力与连接

使用技术：身体练习、放松与觉察

练习步骤：

（1）自发性的身体伸展：刚开始四处走动，用你觉得更敞开、更自然、更有弹性的方式来伸展身体。如果你注意到有些紧绷的身体部位，花点时间去感知它们，然后柔和地伸展它们，之后自然呼吸，随着呼吸节奏摇摆骨盆。

（2）躺在毯子／瑜伽垫上，将膝盖抬起来，双脚底靠拢踩在地面上，慢慢打开双腿，慢慢合拢双腿，弯曲膝盖，把重量放在脚上时，就能够意识到来自地板的力量传达到膝盖，再经由大腿骨，而能轻轻抬起骨盆。想象向左右摇摆的摇篮，练习看看。

双脚双腿往盆骨方向收，当膝盖弯曲时，抬高骨盆，可以意识到使用腹肌的力量。

（3）继续仰卧，移动盆骨，分三个点，一个是中正位置，一个是左边，一个是右边。双膝盖弯曲，双脚平行地踩着地面，放松地呼吸。吸气，微微抬盆骨；呼气，微微放盆骨在中正位置。练习三遍。然后吸气，抬盆骨移动到左侧；呼气，微微放下盆骨。放下盆骨不用触及地面。再次吸气，抬起盆骨，移动回中间位置；呼气，放下盆骨。吸气，抬盆骨移动至右侧；呼气，放下盆骨。可以来回进行几轮。

（4）轻松仰卧，摇摆盆骨。落下盆骨至地面，休息，检查和地板的接触状态后，不用力的情况下立起膝盖，两脚分开，放在稳定的位置上。两脚底交替按压着地板时，想象着摇篮的情景，骨盆就会轻而慢地向左右摇摆。此外，练习就会传达到脊骨，头也会小幅度摇摆。反复进行三次以上，达到舒适的程度。

练习变式：进行最后一个环节的时候可以变成上下抬和摇晃骨

盆，亦可跟随自己的身体感觉去发展。可以站立，感受盆骨的晃动，以及用盆骨建立上下半身的连接。

练习讨论：你能够感受到盆骨轻微的摇晃吗？这种摇晃能够带至身体什么部位？会有什么样的联想？带给你什么样的感受？

练习反馈示例："我感觉到了自己盆骨被'锁住'的状态，知道了封锁带来的压抑和限制，同时，感受到了背后深深的悲伤。我知道，那里是一切的本原，是光，是生命力的核心。我感谢老师的带领，也感谢自己的努力，为自己的勇敢骄傲：我终于敢来到这里，面对它。我期待！"

三、身体中心与各个部位的关系

1. 海星之舞 [①]

海星之舞从巴特妮芙基本动作发展而来。这个练习给人们提供一个机会：探索身体肚脐中心与六个肢端末梢（头、尾、双手、双脚）之间的动作关系，以便重新体会和学习身体各个部位之间的连接性。有了深刻的身体连接感受，就能够帮助我们更有效率地使用身体，并借由身体部位连接的具身体验，重塑身体习惯动作，以及开发更多元的动作模式。

开发身体各个部位关系的觉知，可以增进身体动作的协调、掌控及表现效率，也透过中心到肢端之间的具身体验，我们得以重新找回更整体、有连接的身体感觉。

身心舞动练习（015）：海星之舞

动作元素：中心到肢端

① 参见刘美珠等《身心对话——自然动作与身心游戏》，台东大学身心整合与运动休闲产业学系 2007 年印，第 70 页。

心理议题：身体中心到身体肢端的连接、整体感、身心连接

使用技术：身体即兴舞动

练习步骤：

（1）自然放松地躺在地板上，想象自己是一只海星。

（2）以肚脐的中心为轴，尝试体会六个肢端和肚脐之间的关系，如感受头与肚脐之间、尾椎与肚脐之间、手或脚与肚脐之间的关系。

（3）让这六个肢端与肚脐，以各种不同关联的组合方式来舞动身体。用心体会肢端的动作或不同的组合与肚脐的动作关系和感觉，轻柔地探索各种不同动作的可能性。

练习变式：可以改变身体的水平位置，站着或坐着，也可以去体验和舞动这样的关联，在不同的水平和姿势上，轻松自在地尝试与体会肢端与肚脐之间的动作。

练习讨论：当你体验这个练习的时候有什么发现？有什么联想？

练习反馈示例："当我做这个练习的时候，动着动着就把中心给忘记了，就像是日常生活当中我容易把自己的核心需要给丢了一样，我非常容易被外部环境影响，很容易有反应。我决定从自己的中心发出动作，有选择地回应外部的刺激和发生的事情，而不是急着去反应。在动作中发现手指头很愿意去延伸，对外部的刺激非常敏感。我是在做这个练习时是自由联想而发现这些的。"

2. 全身骨骼、关节的舞动

人体的关节有颈椎关节、肩关节、肘关节、胯关节、腰椎关节、踝关节、脊柱，等等。身体是一个精密的系统，每一个骨骼和关节对我们来讲都如此重要。

骨骼之舞是用身心平衡技法探索身体的一个方式，骨骼系统提供了人体最基本的支撑结构，支持人体的重量并抵抗地心引力，以

骨头之间所形成的关节作为产生动作的轴心，并以杠杆原理来操作动作。骨骼这个结构呈现了人体形象，也保护了人体的内脏器官。通过骨骼、关节之舞我们可以暂时忘掉肌肉的存在，就以骨骼的质感来舞动。这种感觉也很美妙，来试试！

身心舞动练习（016）：骨骼之舞

身体元素：骨骼、关节

心理议题：支持、内在、连接、整体感

使用技术：意象化身体练习

练习步骤：

（1）自然站立，配合中慢速度而富有动力的打击音乐。

（2）闭上眼睛，深呼吸，先感觉自己身体的结构和形状，慢慢地想象身上的肌肉消失了，你可以从头、脊柱、肩膀、手肘、手腕、手指、髋关节、腰椎、膝盖、踝关节至脚趾，每一个关节动一动，利用关节的空间来舞动。

（3）想象自己的骨头、关节成了一个跳舞的画面，跳起来。看看每个关节之间还会有什么样的对话、互动，跳到微微出汗，自己感觉颈骨比较舒服为止。

练习讨论：当你更关注自己的骨骼，用骨骼和关节来舞蹈的时候，你有什么样的感受和联想？

练习反馈示例："我非常感谢我身体的每一个关节和骨骼，它们都是如此可爱，都是如此重要，我未曾那么细致地体验到它们的存在，我们将生活中的很多存在都当成理所当然的存在，而实际上这一切都那么珍贵。我们的存在本身就需要身体骨骼的支撑。当我跳骨骼之舞的时候，我会更欣赏自己的身体，更珍惜现在的时光。"

3. 翻滚之舞

如果给一片可以自由翻滚的草地，孩童们是不会拒绝的。翻滚本身牵涉全身的自由和掌控。或者我们也可以联想人们在沙漠当中的翻滚。翻滚让我们的身体和大地有了更多可能的接触。

身心舞动练习（017）：翻滚之舞

身体元素：全身

心理议题：连接与放松

使用技术：身体练习

练习步骤：

（1）躺下来，感受重力以及重力的回馈，感受整个身体和地面接触的部分，或硬或软，或冷或热，或糙或滑。身体压着地面，身体被地面托着，而自己要做的就是保持觉知，客观地看待身体与地面的关系。如果能清晰地感受重力，那么就可能感受到重力的回馈，就知道该做什么，怎样做更轻松。对重力感受越清晰，身体越放松；身体越放松，越能感受到重力。

（2）可以尝试把自己抱起来，像一个球一样，左右摇晃，前后摇晃，可以顺势按摩自己的整个背部、肩膀、脊柱、盆骨，然后放松，放开手，不维持一个姿势，自然缓慢地滚动自己的身体。你会发现原来身体是一个整体，可能你只是动动脚，你的头也跟着动，甚至全身都跟着动了。

练习讨论：体验翻滚的感觉，当你使用地面的时候，你从地面当中体验到了什么？对于完全把自己交付给地面的感觉熟悉吗？

练习反馈示例："曾经在一个舞动体验课上老师对我说，如果有一天你学会了怎么去到地面，你就学习到了真正的放松，那是最直接的放弃抗拒的方式。当然你也可以学习到怎么使用地面的支持，可以放弃自己的一些控制。之前听不懂老师在讲什么，后来我明白是我不太敢放弃控制，不太敢真的放松下来。再后来我发现如果真的能够放松下来，也没有那么紧绷了，感觉到更加自在。神经太紧绷了，这种紧绷是无法通过别人劝说而发生改变的，只有身体真的做到的时候才有了那种体验。"

4. 对角线身心舞动

对角线舞动对于一个人身心整合至关重要，这也是最复杂的一种，涉及呼吸、核心、脊柱、四肢、空间。此练习在专业人士的带领下进行会更容易些。

身心舞动练习（018）：对角线身心舞动

身体元素：上下半身原则、对角线原则

心理议题：身心连接、立体探索

使用技术：身体练习

练习步骤：

提前准备一个膝盖垫，帮助你更舒服地做这个身心舞动练习。

（1）"匍匐"前进：趴在木地板上，像士兵一样用上半身带动你去向一个目标，将手伸向那个目标。

（2）"交叉"爬行：换一种方式爬行前进，伸出右手，当你这么做的时候，你会发现你的另一条腿，也就是你的左腿会上前来支持你。换左手向前爬，右腿来支持你，膝盖弯曲，右脚可以蹭地面。左手—右腿—右脚，右手—左腿—左脚，交替进行，感觉到中心在这个过程中是被启动和被拉伸的。

（3）"立体"旋转：身体躺在地面呈现"X"形状，让你交叉连接的手臂和腿从中心向外延伸，并在空间中摆出不同的形状，直到交叉的肘部和膝盖、腿相互牵引。动作尽量充分和圆润，让你的头向你上半身要去的方向转动，下半身可以向相反的方向转动。然后回到"X"的样子。放松，左手臂和右腿由身体中心启动而怀抱起来，慢慢伸展开来，回到平躺；换右手臂和左腿由身体中心启动和呼吸带领怀抱起来。整个过程膝盖放松弯曲。

（4）"对角线"舞蹈：在地面翻滚，侧卧，慢慢地用手和腿部的力量支撑自己从地面起来，站立，去体验身体对角线的左手臂—右腿、右手臂—左腿在不同方向的伸展和收缩，基本都是由呼吸和中心启动带领。

练习讨论：你在这个过程中对自己的身体和周围的空间有什么感觉？你觉得在什么地方可以变得更加敏锐和顺滑？你对自己的身体和感觉有什么理解？

练习反馈示例："整个过程下来我的整个身体更舒展了，身体变得更柔软，脊柱和肩膀的紧张感也得到一些舒解……"

第二节　身体隐喻的身心舞动练习

任何身心舞动练习都是关于身体、自我、关系等的隐喻，本节设计的几个小练习是直接关于身体本身隐喻的身心舞动练习，希望我们对整个身体有一个统整的理解和发现。身体的隐喻或动作隐喻还可能发生在身体部位、身心舞动过程中的任何瞬间。

一、积极身体意象舞动

身体意象正面的人通常对自己的身体感到舒适和自信，而身体意象负面的人可能很难接受自己的身材，对自己的身体感到羞愧、焦虑或尴尬。身体意象并不总是与现实相符，这意味着你可能会以一种扭曲而不现实的方式看待你的身体。身体意象在我们的健康和健身中起着巨大的作用，但是现实中人们往往把它狭隘地理解为体形上的胖或瘦、强壮或瘦弱，很多人也因此感到沮丧和不安。比变苗条、健美更重要的是重新认识自己和自己的身体。

身心舞动练习（019）：积极身体意象舞动

动作元素：心理上的身体与象征的身体

心理议题：自我认可与接纳

使用技术：觉察、意象化舞动

练习步骤：

（1）请你做一个滋养自我的决定：邀请你做一个这样的决定即"我在一个明媚清爽的早晨从床上坐起身，发誓要开始爱自己的心脏，尊重它、喂养它、滋润它、锻炼它，然后让它休息。……第一次，我没有批判自己，反而对镜中的我产生了一种温暖的感激。……脸庞干净，双眼晶亮，朝气蓬勃，肩和颈都厚实强壮，我对自己的身体充满感激"。

（2）意象身体：发挥你的想象，用一种意象来形容你的身体，表达你对你身体的积极感受，邀请你带着欣赏和重新思考的态度来看待自己的身体，带着你想的意象舞动起来，比如像水，像山，像风，像树，等等。

（3）开始把你的身体作为你体验的载体，感受如何移动、呼吸……这些将帮助你切换视角和思考方式。记住你的身体也是思想和情感的来源，欣赏它所产生的所有主观体验。感激你的身体能为你做的一切，比如呼吸和大笑。

练习反馈示例："当我想象我的身体积极意象的时候，我发现身体有更多可爱的面向。我有时候感觉自己身体很轻盈，像风一样摇摆，感觉到更多的放松。当我像一棵树的时候，自己更加稳定。有时候感觉身体有些像一个球，需要被包裹起来，那个时候我就是想要回到自己的世界，少一点与外面的接触。似乎每一次这样积极进行身体意象舞动都有不一样的体验，很喜欢去发现身体的不同面向，也是我个性的不同部分。"

二、身体整体感知与发展

我们内在不只有某一个感受，我们总是有很多不同的感受。我们的身体中有比较有活力的部分，也有没那么有活力的部分，我们可以邀请这两个部分进行对话，看看会发生什么。

身心舞动练习（020）：有活力部分与无活力部分的舞动

身体元素：身体的不同感受

心理议题：对话与整合

使用技术：两极动作对话

练习步骤：

（1）动一动一个有活力的身体部位，然后用颜色和形状来形容，找出这个颜色的彩笔画出来。

（2）紧接着看看自己身体中的一个没有活力的身体部位，动一动它，看看用什么颜色和形状表达比较合适，找出这个颜色继续画在刚才那张纸上面。

（3）让你刚刚舞动的两个身体部位——一个有活力的部位和一个没有活力的部位进行舞动对话，看看会发生什么，会有什么意象或色彩出现，它们会发生什么样的关联，然后画在之前的那张纸上。

（4）看看这幅画中的颜色和形状，你想要把它们加工成什么样子？

练习反馈示例："有一天做这个练习的时候，我发现我的手是非常活跃的地方，而我的眼睛不太舒服，很累，没有活力，因为对着电脑看东西、写东西，已经很酸涩了，加上发生一些事情，有一些悲伤，哭了几通。当我舞动我的手时，我感觉我的手就像水，像棉花，是白色的感觉，而我的眼睛像岩浆，像偏褐色的球。当我的手触碰到我的眼睛，我的眼睛感觉到一些清凉和舒服，我安抚我的眼睛，也安抚我的心。身体最想要表达的是我的心，特别想跟自己说，就随风而去吧。我闭上眼睛，用我的手从我的心做播撒的动作。之后我的那幅画就成了很艳丽的一幅画。在那些空白的地方画了一些星星，带着希望再出发。"

三、两种状态下身体舞动转换

两极舞动是一种身心舞动中常用的工作方式。用身体体验紧张和放松，评估我们这两种状态在日常生活中的比例和样子，而这两种状态的舞动也能够带来转化的可能。

身心舞动练习（021）：两种状态下身体舞动转换

身体元素：全身

心理议题：紧张与放松

使用技术：两极动作对话

练习步骤：

（1）感受我们在压力最大、最忙碌的时候，身体会有怎样的反应，姿势如何。我们很可能发现，自己身体弯曲，双肩紧绷，脑袋下垂，整个身体是封闭的、紧张的，或许双手抵住额头，等等。花点时间想象一下那些姿势，尝试用身体呈现出来，以提醒自己是什么模样。

（2）现在想一想，当我们感觉没有压力、更轻松、身心更放松时（如果你能记得那样一个时刻），身体姿势是怎么样的？花点时间想象一下或试着摆出更轻松的姿态。这样的姿势可能是昂着头，抬起下巴，肩膀后倾且柔和地低垂在身体两侧，整个身体很可能呈现出一种更开放的姿态。

（3）上述两个全然不同的姿势反映了不同的情绪，也会继续影响我们的情绪。我们从第一个姿势过渡到第二个姿势，慢慢舞动起来。

练习变式：跳出一支轻松的舞蹈，从一个个的身体部位开始舞动。

练习讨论：你发现你的身体总体上偏向紧张还是放松？紧张或放松的程度？你舞动的时候有什么样的感受？你希望在一天当中什么时候可以放松你的身心。

练习反馈示例："我们平时是紧张的状态多一些，身体比较像一块板，不太能够知道怎么放松。在没有做这个练习之前，我对自己的紧张并没有什么感觉，就是觉得挺累的，挺辛苦的。我停下来关注自己的身体，感受到身体是可以放松下来的，可以体验到另外一种可能性，感觉比较美好。"

四、身体意象舞动

不同身体意象就像我们不同的侧面或者内在不同的部分，比如我们既有非常有力量的一面，也有非常脆弱的时刻；我们有非常女性化的部分，也有男性化的部分，我们都是丰富的存在，尊重、邀请我们独特而立体的存在。

身心舞动练习（022）：身体意象舞动

动作元素：身体意象

心理议题：对自我意象的理解

使用技术：意象化、即兴舞动

练习步骤：

（1）绘画自己的身体意象，也许不止一个自我意象，可能有几个，如有时候觉得自己是头狮子，有时候觉得自己是一只绵羊，有时候觉得自己是乌龟，有时候觉得自己是小兔子……

（2）用自己的身体初步呈现这几个意象，舞动出这些意象并体会它们。

（3）根据不同的意象特质，尝试用自己的身体和声音来表达几个意象。

（4）在每个意象下进行舞动。

（5）团体成员之间用自己的意象形象去对话，每个人都可以根据情境和对方的意象来切换自己的意象进行舞动对话。

（6）绘制一个能够容纳自己各种意象的画面，可以是平面的，也可以是立体的，充分发挥自己的想象力。

练习讨论：在这个过程中你的体验是怎么样的？你对自己的不同意象有什么想法？在与他人的意象互动中你有什么体会？

练习反馈示例："我很喜欢狮子的意象，因为狮子有自己的威严，不怒自威的那种，拥有自己的地盘，也很喜欢乌龟的意象，因为乌龟是一个非常慢的动物，而我常常在战斗中，乌龟的意象让我有机会停下来，可以休息。在和伙伴互动中，我记得有一个伙伴是一只狐狸的样子，我就躲在壳里不搭理他，对于自己不想理睬的事情有时候躲起来也是可以的。有时候自己是一只鸟的意象，很自由。我不是一个概念，我有很多不同的层面，在不同时候呈现自己不同的样子，我也会根据情境使用不同的意象和力量。"

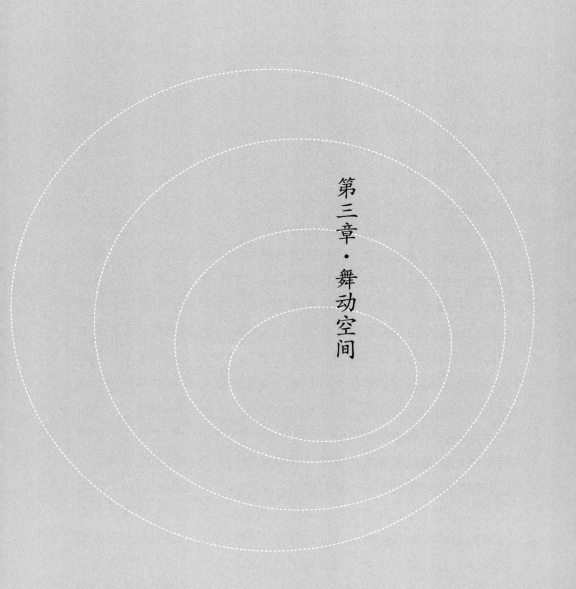

第三章·舞动空间

空间是拉班动作分析当中非常重要的组成部分。我们如何在空间中存在？我们是如何具身化空间的？我们和空间的关系是怎么样的？这些对我们都有重要的意义与价值，对我们自身以及对外部世界的理解有启发。本章既运用了拉班动作分析中的空间概念，也做了一些拓展，因为空间的隐喻是多个方面的。

第一节　空间相关的概念与理论

空间的具身化，即建立身体与空间的内在关联，揭示出身体与空间的交互构造关系。

从动作分析的理论架构来讲，空间是非常重要的一个元素。拉班动作分析中有两个地方讲到空间：一个是内驱力（Effort）的注意力维度，分为直接和间接；另一个是"空间使用"。拉班动作分析的"空间使用"包含以下几个部分：

①动觉范围（Kinesphere），指个人身体动作离躯干的距离，一个人动觉范围分为大、中、小，大的动觉范围是在不移步的情况下四肢可达到的围绕身体的最大距离，中等的动觉范围是手肘和膝盖所达到的身体动作范围，小的动觉空间就是在身体边缘舞动。一个人的动觉范围有一定的隐喻性，理论上来讲我们可以在任何动觉范围里练习。有些人因为恐惧可能动觉范围比较小，但动觉范围小不等于这个人一定是恐惧的，也有可能他是疲惫的，或者身体不适。也有人特别喜欢大的动觉范围，可能总是想要凸显个人的存在，可能意味着需要更多的自由、更多的自主性和可控的空间。动作有一定隐喻，但这个隐喻并不是绝对的。

②动作移动路径（Pathway of Kinesphere），指个人动作的移动路径，包括三个：中心路径，即从身体中心到个人动觉范围边缘的距离；边缘路径，即个人动觉范围的外绕边缘线；横向路径，即边缘从身体中心到外边缘之间的曲绕而展示的空间体积。

③空间拉（Spatial Pulls），是指作用于全身以推动其在空间的轨迹。

④空间意图（Spatial Intention），指明确动作的目标，从而确立

身体意图与空间的关系。

⑤空间几何（Geometry）或者三维空间，有三个面（Planes），包括垂直面（Vertical）、水平面（Horizontal）、轮面（Sagittal）。一般来说，垂直面与内驱力中的重量因子有关，水平面与内驱力中的空间因子有关，轮面则与内驱力的时间因子有关，时间因子与决定有关。①

关于空间还可以拓展到更多维度的理解，以上多半是涉及身体与空间的关联，笔者认为可以有更多视角增加我们对空间的理解。第一个是个人内在空间，即指个人内在空间是扩展的还是收缩的，是广阔的还是狭窄的等。第二个想要增加的空间理解是指个人与他人的空间占据，个人在人际关系当中的空间感是怎么样的。个人过去的人际空间影响到个人当下的内在空间状态，比如说有人在早年时，生活空间和心理空间都被侵占了，那么这个个体成长后，其内在空间也可能是非常小的，是收缩的，也可能是习得一种侵入他人空间的姿态。而个人内在空间状态又可以在当下的人际空间中投射、体现、重新体验、转化。比如说别人向他走过来，趋于靠近的状态，他可能直接认为对方要侵占他的空间，实际上别人过来并没有想要侵占他的空间，只是想要靠近而已，这其实是一种神经系统的记忆，是一种心理投射的过程，而不一定是一个客观现实。当一个人在与他人互动时，或者他进入一个物理空间时，你会发现个人内在空间和身体动觉空间都很小的人很可能是因为过往的体验而形成固化的身体姿态及反应模式。邀请人们体验不同，尝试从内在一点点扩展，尝试一些没有做过的事情，在一个抱持的、安全的、非评价的环境、关系中被看见和被见证，去体验自己，人们只有在被见证和被看见

① 参见［美］琳达晓乔《舞动：以肢体创意开启心理疗愈之旅》，中国人民大学出版社2018年版，第73页。

的矫正性的情感体验中才可能发生深刻的转化。

　　本章当中的空间既指实体空间（包括空间的大小、空间的形状、路线，身体在空间中的位置，身体外部空间），也包括象征空间、身体如何进入空间、动作的空间范围、动作的三维立体空间（上下、左右、前后，常说的垂直面、水平面、轮面）、身体在空间当中的移动、身体移动的路径，以及内在空间（个人内在的空间是说我们内在到底感觉是广阔的还是狭小的之类的），还有人际空间。

第二节 个人空间身心舞动练习

一、个人安全空间的创造

安全基地是我们心灵发展的基础。安全基地可以是一个国家、一个地区、一个家，也可以是一位妈妈，当拥有安全基地时，个体才能发展自己的潜能。能够出去探索，同时有机会回到自己的"基地"。我们敢于冒险，同时又知道我们有支持我们、关心我们的地方。我们需要这样的基本安全感，这样我们可以踏实地做自己。

依恋理论认为，我们心理的稳定和健康发展取决于我们的心理结构中心是否有一个安全基地。正如前面所说，人们都有依附的需要，这个可以依附的对象必须是可以信任的并且能够提供给我们支持和保护的重要他人。而在我们很小的时候，这个安全基地更多地是由妈妈来承担的。如果妈妈是个"足够好"的妈妈，这个妈妈所担任的安全基地的作用就会内化在孩子心中，孩子慢慢在此基础上建立内在的安全感。如果没有"足够好"的妈妈呢？那么在孩提时代就开始表现出某些特征，比如索性不要妈妈，妈妈回来了，也懒得理她，他们更关注自己的智力练习，压抑或隔离掉情感反应，甚至看起来有点"冷漠"；或者他们表现得很矛盾，好像要靠近妈妈，但妈妈靠近了要拥抱他们，他们又挣扎着离开，对妈妈好像有很多怒气，情感摇摆，缺乏理性。

安全感也可以在成年后得到重建，我们可以从我们的身体开始，可以在一个有滋养的关系中重新体验到不一样的东西，并慢慢内化为我们内心的经验和身体的体验。舞动团体就是在一个安全的空间中重新去体验自己，重新建立新的连接和可能性。

下面的练习是从我们舞动治疗当中的"安全气泡"练习发展而来，每个人都可以玩出自己的花样。我们长大后依然带着小时候的印记，也带着我们生命的议题，身体从来不会忘记，只是等待着被我们发现。希望每一次舞动，我们都能对自己的身体和心灵有一点点发现和新的尝试。身体呈现着过去，也呈现现在，也蕴藏着自己的智慧。

身心舞动练习（023）：安全空间舞动

动作元素：空间

心理议题：安全感、拓展

使用技术：身体练习、意象化舞动

练习步骤：

（1）在一个空间里慢走，找到一个你觉得舒服、自在的地方。

（2）动一动我们的身体，用我们的身体四肢舞动创造一个自己的安全气泡，这个气泡可以是透明的，也可以是非透明的，你可以用身体的四肢去触碰这个气泡，看看它的大小、质地是怎样的，是否有弹性，什么颜色，看看你的身体想怎样在这个气泡里玩耍。

（3）带着自己的安全气泡、带着安全的感觉去到空间的各个地方，看看你如何将自在带到空间的各个地方。

（4）舞动后把自己的安全空间意象绘制下来。

练习讨论：你的安全空间是怎么样的？你如何带着安全的感觉在空间中舞动？在现实生活中你是如何为自己创造安全的体验的？

练习反馈示例："我动用我的胯骨和脊柱，在地面摇晃，我就是我自己的摇篮。（如果自己的身体就是自己的摇篮，那这是很好的隐喻，摇篮是富有滋养的，常常是富有安全感的，是富有照料的隐喻。找到身体的核心，并用身体体验到摇篮的感觉，这是非常美妙的）"

"这次舞动体验像是七彩卷，更自在、放松，安全的空间拓展到这个房间的每个角落，肩膀、上肢等可以更自在，也更愿意交流。"

"我在这个空间里是非常自由的，一圈圈的，而自己对自己要走的路是很坚定的，在这个'一圈圈'中画了两条直线。"

二、动觉范围探索

动觉范围大小不涉及对错、好坏，因为我们可能既需要大的动觉范围，也需要小的动觉范围。常常有误会说大的动觉范围是更好的，事实并非如此，一个只能做大动觉范围动作的人可能是过于彰显自己，而不能给别人留出空间。而实际上小的动觉范围也不等于小心翼翼，也可能是很享受的。前文中提到的三种动觉范围的划分是为了让我们更有觉知地动，当我们有更多觉知，我们也就有了更多选择。每一种动觉范围的舞动都可以让我们很享受，也都可能呈现了某些模式，这几种动觉范围的比例是怎么样的，也是一个考虑方向。

身心舞动练习（024）：动觉范围大小舞动

动作元素：动觉范围

心理议题：安全感、拓展

使用技术：两人动作对话

练习步骤：

（1）个人探索大、中、小三种动觉空间，大的动觉范围是在不移步的情况下四肢可达到的围绕身体的最大距离，中等的动觉范围是手肘和膝盖所达到的身体动作范围，小的动觉空间就是在身体边缘舞动。

（2）在两种不同音乐风格下体验这三类动觉范围舞动：一种比

较有节奏感，一种比较有情绪色彩。

（3）找到一个伙伴，两人一起玩同类动觉范围舞动。

（4）两人一起玩不同动觉范围舞动。

（5）回到一个人的动觉范围探索和动觉范围的发展，体验喜欢的和想要发展的动觉范围。

练习讨论：通过这个身心舞动练习你对自己有什么发现？你更喜欢待在什么动觉范围？你想要发展的是哪种动觉范围？

练习反馈示例："在和伙伴互动中，我们都喜欢中等幅度的摆动，同频的感觉很好。不用刻意照顾彼此，很自在。这也体现在最后的绘画中，我自己是一朵粉红花，在她的蓝色纱巾中自在开放。不管是大动作的舒展，还是小空间的蜷缩，只要跟自己在一起就好。扭动胯部，找上下半身之间的连接，增加力量，原本以为走路是不需要考虑的事情，但有了胯部的介入，每走一步都变得有分量了。"

三、空间中的动作移动路径

我发现有一些人不敢去一个空间的中央位置舞动，可能是与个性有关，他（她）不想待在耀眼的地方，对自己不是很确信；也可能是因为刚刚开始，他（她）还没有融入这个地方、这个群体。还有人每次都在中央，似乎很难去到一个空间的边缘，这样的人似乎总是想要做群体当中最耀眼的那个，如果在某些地方不能够成为主角，他（她）大概会感到难受，甚至气急败坏，但实际上我们发现在每个地方都是主角很难。我们要学习适应待在不同的位置上，因为在生活的不同场景中，我们可能处于不同的位置。

身心舞动练习（025）：空间移动路径探索舞动

动作元素：空间路径

心理议题：空间位置可能的隐喻

使用技术：动作练习与观察

练习步骤：两人一组，一人在空间中随意走动，另外一个人拿纸笔画出他走的路径，自己决定在空间的什么位置以什么样的方式来舞动。

练习变式：对自己进行观察和描述。

练习讨论：你观察到的他喜欢在什么地方待着？整个空间他是在中央居多还是在空间的边缘待得多？从中央到边缘是怎么转换的？在中间地带会待多久？

练习反馈示例："我发现我要么站在场地的中央舞动，要么就是在边缘舞动，我很少在中间地带舞动，这就像是我的个性——我喜欢要么主导一件事情，要么就躲在角落不参与，也像是我喜欢的颜色——我喜欢把两极的颜色放在一起，比如说红绿、黄蓝等，也喜欢非常淡雅的颜色。虽然不是非黑即白的这种思考逻辑，但是确实是比较喜欢极致的东西，常常被认为是一个有个性、有自己的风格的人。这大概就是常说的用舞动的方式确认一个人的属性的过程。"

四、身体动作移动路径

根据身体动作启动移动路径，分为：中心路径，即从中心到个人动觉范围边缘的距离；边缘路径，即从个人动觉范围的外绕边缘线开始启动；横向路径，即从中心到外边缘之间的曲绕而展示的空间体积。

身心舞动练习（026）：身体动作移动路径探索舞动

动作元素：身体启动路径

心理议题：整合性与平衡性

使用技术：身体练习舞动

练习步骤：

（1）从核心向四肢舞动，到更大的物理空间中从用核心启动到四肢舞动。

（2）从身体周围空间舞动，四肢舞动，回到身体核心舞动。

（3）感受从中心到外边缘之间的曲绕而展示的空间大小是怎么样的。

练习讨论：你是从身体中心发出动作更多，还是从身体四肢发出动作多？是不是都会尝试？哪个做起来更容易一些？

练习反馈示例："最初做这个练习的时候我更倾向于从核心到四肢再到空间的路径，而比较少从空间到四肢再到自己的核心，我猜测这可能因为我更多是一个希望能够给予的人，希望自己能够给周围的关系带来影响，而有些时候不敢相信外部世界能够提供给自己什么，比较少依赖外部空间与框架，而这样自己内在也会觉得有些空洞，我不可能不从外部的框架和外部的环境中汲取营养。我开始换一种启动路径——四肢伸向空间再回到自己的核心。"

五、身体在空间中的点

有人习惯定在一个地方，有人喜欢居无定所。我们希望通过对空间中的点的探索来体验自己在安定方面、探索方面的感觉。

身心舞动练习（027）：空间中移动的点

动作元素：可移动的身体与可安定的身体

心理议题：安定与探索

使用技术：半结构化即兴舞动

练习步骤：

（1）在空间中找到一个点，在那个地方自由舞蹈，体验自己身体与那个空间位置的感觉。

（2）让自己的身体去到空间中不同的点，可以尝试用不同的线条，如"S"线、直线、"M"线、"Z"线等来找自己想要探索的点，在不同点舞动。

（3）退到空间的最外侧，看看整个空间，看看自己最初确定的点和后来选择的那些点的舞动探索。

练习讨论：当最初选择一个确定的点来舞动，你内心的感受是怎样的？当你去到不同点开始舞动时，你内心的体验是怎样的？你对于转换到不同的地方有什么考虑？

练习反馈示例："最开始我很难在空间中确定下来，会觉得没有那么满意，总是感觉有些欠缺。这种感觉和自己在生活中的感觉类似——这些年我不知道到底待在什么地方生活。感觉自己在什么点舞动都是蜻蜓点水，似乎在哪里都是敷衍地舞一舞。就像是过去的生活我居无定所，感觉在哪里都不是很舒服。直到带领者邀请我把踏实的身体部位找到，带着那个踏实的部分启动，在那个空间舞动。我找到一点点踏实地在一个地方舞动的感觉。"

"我是喜欢待在一个地方不想移动的人，就像是我喜欢'宅'一样，'宅'让我享受自己的空间，但也错过很多与外界互动的机会。"

"我喜欢到处动，让我待在一个地方真的难受，因为我就是一个喜欢新鲜感觉的人。"

六、个人内在空间的探索

内在空间常常是看不见的，更多是用来体验和感知的。笔者曾在一次空间探索中发现我们一些成员画出来的空间探索是内在空间，而不是个人在外部空间上的探索，因此了解到一个非常重要的事实——人们会去到这个地方。内在空间是源自个人的生活经验，是被内化的空间。

身心舞动练习（028）：内在空间探索

动作元素：内在空间

心理议题：自体感

使用技术：多模态（绘画、音乐、舞动、言语）

练习步骤：

（1）邀请大家绘制出自己的内在空间，看看是什么样子，是多大多小，什么颜色，什么形状，是清晰可见的还是混沌的，是否是结实有力的，结构是什么样的，内在空间格局是怎么样的，是延展开来的还是被压缩的，内在的自己在这个内在空间中是怎么样的。

（2）用整个身体舞动出这个内在空间，创建这个内在空间。

（3）两人一组，轮流在彼此的见证下舞出自己的内在空间，分享见证与被见证的感受。

（4）发展和探索自己的内在空间，看看在什么地方你想要怎样安置你的感受。

（5）在之前的绘画基础上再创作。

练习讨论：分享你的历程，内在空间是怎么样的？有什么联结？你对此有什么发展？

练习反馈示例："我的内在空间是一个扁平的状态，感觉这个内在空间有些狭小，我感觉到内在空间有些难受，在后面的舞动当中我想要用整个身体把这个空间撑开，我不想要过去的狭小空间，不想停留在过去的记忆当中，我想要获得更大的自由空间。"

七、专注力的身心舞动

生活在一个信息繁杂的时代，如果内在没有非常安住和聚焦于当下的能力，人常常会被外部环境包围，迷失在碎片化的信息中，这种信息可能是文字、音频、视频、图片，或者在人们互动中产生的各种信息。专注力可以帮助我们更好地活在当下，专注力的身心舞动练习考虑了空间内驱力的直接维度。

身心舞动练习（029）：专注力的身心舞动

动作元素：直接性

心理议题：专注、目标感

使用技术：放松与觉察、结构化舞动

练习步骤：

（1）先做几次缓慢的深呼吸，然后放松眼、口、鼻以及前额四周的肌肉。现在，对你整个身体有一个清醒的认识：从头到脚，从前到后，从左到右，感觉你被四周的空间包围着。

（2）手指帮助自己专注于一点的练习：把手放在眼前离面部25厘米的距离处。注视指尖一分钟。慢慢地将手指从视线中移开，放到身体的一侧或大腿上。做此动作时，眼睛不要离开刚才指尖所处的位置。注意身体在空间中的感觉。慢慢地把手指移回到原来的位置，然后向面部移近几厘米。全神贯注于手指在空间中的新位置。然后慢慢移开，继续关注新近空出的空间。重复这些步骤，直到手指几乎要触及鼻子。你注意到身体在空间中有什么变化吗？重复几次这个练习，直到你感觉不是自动地转动眼睛去盯住一个物体，而是可以全神贯注于它。现在把眼睛闭一会儿。想象眼球得到放松并占据整个前额的空间。注意观察身体在空间中的感觉有什么变化。

（3）在所在的空间中选择一个目标，眼神专注于那个物体，整个身体和这个物体一起舞动。

练习讨论：当你做这个练习的时候，你内心有什么样的体验？你平时的专注力如何？通过这个练习你有什么提升或发现？

练习反馈示例："我发现我一开始有点觉得无聊，后来听着音乐发现可以慢慢安心下来，就去体验那个专注于一点。平时喜欢看各种短视频，时间经常不知不觉就过去了，专注力不高，生活也有点百无聊赖，目标感缺失，而这种缺失又让自己不安。其实有很多事情要处理，就是很难专注地弄一弄，难下手。练习过程中我变得安静下来，能专注于一个点，在确定一个目标的时候，我意识到我最关注的是那个重要的事情，而迟迟不能开始，是因为对自己有些没有信心，在舞动中我更加确定我想要去的地方，更加确定我想要的生活是什么样的。"

八、拥有全局意识和拥有整个空间的身心舞动

全局意识非常重要，也是系统式思考和整体观的基础。直接专注于某一个点或目标，有时候是非常有效的，而有些时候需要另外一个视角，比如你在面对很多人演讲时，个人除了要有很好的稳定性，通俗讲就是自己要立得住，同时要有容纳的能力，这种容纳是演讲者与空间的关系，你能够把整个空间放入自己的眼中，整个身体是可以拥有整个空间的感觉。这部分练习考虑到了空间内驱力的间接维度。

身心舞动练习（030）：掌控全局的身心舞动
动作元素：间接性
心理议题：全局意识、关注整体
使用技术：结构化舞动

练习步骤：

（1）将注意力放在眼睛及其四周，注意太阳穴和前额的感觉。如果眼球、太阳穴或前额部位有紧压的感觉，请放松。想象眼球得到放松，安静地在眼窝里休息。想象太阳穴和前额的肌肉在放松。你的眼睛得到了完全的放松。感觉自己是完全放松的感受的中心。

（2）接下来，想象身体四周都被延伸达 30 厘米左右的气泡围着。气泡把视觉领域集中在你四周的空间上。花点儿时间熟悉这一空间。同时，缓慢平稳地深呼吸。现在，你非常熟悉气泡周围的空间。想象自己处在气泡的中心位置上，并注意体会这种感觉。让脑海里想象的气泡稍微变大，大到能容纳离你至少 1 米远的一个物体。随着气泡的增大，你的视野也扩大。从你所在的气泡的中心位置向外看，意识到你的身体、你与物体之间的空间以及你注视着的物体。现在，从你所在的气泡的中心位置向外看，注意观察你能否同时做三件事：注意到你的身体、你与物体间的空间以及物体本身。把气泡扩充至整个房间。让视觉停留在房间中最远处的一个物体上。继续清醒地认识你的身体、你与离你最近的这些物体间的空间，以及这些离你最近的物体与远处那个物体间的空间。当你同时注视你自己、你周围的空间以及空间内的物体时，你无须用眼过度即可看清它们。当你对呼吸、视觉、听觉以及整个身体都保持清醒的认识时，你的注意力非常集中。这个练习你做得越多，就越容易进入全局关注状态，保持的时间也就越长。练习时，你会开始深层次地感受身体。

（3）带着拥有整个空间的感觉舞动，感觉你拥有整个空间，你不需要注意空间的所有细节，只是感受空间的整体感觉和氛围，带着这样的觉知舞动。

练习讨论：你常常是先关注细节还是先关注整体框架？你对事情整体统筹安排的能力如何？你对整个生活的画面有什么感觉？这

个身心舞动练习带给你什么感觉？

　　练习反馈示例："当我练习这个身心舞动的时候，我能够感受到自己在整体关注上需要多多提升，有朋友经常说我太关注某些点或某个局部的事情，往往有点容易进入对一个细节的思考。当没有大框架的时候就先进入了细节，大框架若是不对，最初想的那些细节也没有什么用，还容易产生挫败感。我现在有意识地在进入一个空间时先看看整体，在思考一件事情的时候先去列大框架，而不是先进入一个点，如果我先进入了一个点，我会一点点往上抽象概括。这个练习是循序渐进地在练习整体意识和对全局了解的能力，对我有很大帮助。"

第三节　人际间的空间身心舞动练习

一、人际间的空间距离

心理学家发现，任何一个人都需要有一个自己能够把握和调节的自我空间，这个空间与人际的距离相关。它的大小会因不同的文化背景、环境、行业、个性等而不同。不同的民族在谈话时，对双方保持多大距离有不同的看法。根据霍尔博士（美国人类学家）的研究，有四种距离表示不同情况：

（1）亲密接触（Intimate Distance：0—45 厘米）：交谈双方关系密切，身体的距离从直接接触到相距约 45 厘米之间，这种距离适用于双方关系最为密切的场合，比如说夫妻及情人之间。

（2）私人距离（Personal Distance 45—120 厘米）：朋友、熟人或亲戚之间往来一般以这个距离为宜。

（3）礼貌距离（Social Distance：120—360 厘米）：用于处理非个人事务的场合中，如进行一般社交练习，或在办公、办理事情时。

（4）一般距离（Public Distance ：360—750 厘米）：适用于非正式的聚会，如在公共场所看演出等。①

从这四种距离可以看出，人类在不同的练习范围中因关系的亲密程度而有着不同的距离。可以通过身体距离舞动来探索我们在不同关系中的人际距离和感受。

---

① 百度百科，https://baike.so.com/doc/3082264-3248650.html。

身心舞动练习（031）：人际距离身心舞动

动作元素：空间距离

心理议题：疏远与亲近

使用技术：角色扮演、即兴舞动

练习步骤：

（1）团体热身之后，找到一个搭档，两人一起舞动，找到一个在一起的方式（5分钟）。

（2）两人一起作画与分享。

（3）分A、B角色；分四步进行不同关系距离的探索，基本过程如下：两人站在空间的两端，第一轮时，A为主角，B依次饰演A的母亲、父亲、爱人（恋人或想象中的爱人），第二轮交换角色，B为主角，A依次饰演B的母亲、父亲、爱人（恋人或想象中的爱人）。在这个过程中，①主角给到清晰的手势信号，如招手、推开，招手为让对方靠近，推开为让对方退后、离远一点，主角决定是否让对方靠近，以及距离是多少；②主角寻找到一个理想的和这个人待在一起的状态；③内心想一句想跟这个人说的话；④两人在保持静默的情况下各自作画，分享这个历程。

练习变式：可简化为只探索一种关系距离，或者增加更多的关系类别来探索不同关系的距离。

练习讨论：在这个过程中你对不同的人际关系距离有什么发现？你对你生活中的关系距离有什么理解？总体而言，你在各种人际关系中的距离是偏远的还是偏近的？现实的状况和理想的状况差距大吗？

练习反馈示例："我感觉到其实我想要更多个人的空间，感觉别人靠近会有些消耗我的精力，我想要一个人待着做一些事情。我有些事情需要去完成，而不想因别人的靠近而影响我的进程，这大概是小时候的某些匮乏所造成的：担心别人靠近后自己的时间和精力被占据，觉得时间和精力不够用。其实那些匮乏的感觉在现在真实关系中的投射，不一定是事实。实际上我内心是很渴望与爱人有亲密接触的。另外发现其实我和母亲的距离有些远，一方面我心疼她，另一方面又觉得不喜欢她那样辛苦，感觉有些羞耻，所以是挺复杂的情感。"

二、人所占据的空间大小

人和人的关系涉及和权力相关的斗争，一旦有了关系，我们都会有关于权力的争夺，不管是有意识的还是没有意识的，这都会发生。而身体在空间中的占据也是权力和影响力的一种呈现。有时候发现有人进入一个空间的时候，他的身体都是收缩的，占据非常小的空间，当他和其他人在一起的时候，他的身体也是向内收缩，身体呈现变窄、向下变短的状态。而一个人的身体空间占据比较小可能是全面的收缩，也可能是轻微的变小，会根据不一样的关系状态而发生变化，变大变小的程度也会不一样。比如说一个总体上不是那么自信的女性在职场受挫，在工作关系中需要讨好，多委屈，身体是变短、变窄的，憋着气回家可能对自己的孩子发火，而那个时候身体空间可能是膨胀的，而这种变大又不是一个拥有核心力量和信心、平和的变大。

身心舞动练习（032）：大小舞蹈

动作元素：关系空间

心理议题：权力斗争

使用技术：即兴舞动、多模态

练习步骤：

（1）个人去探索自己身体占据空间的大小——最小的身体是怎么

样的，最大的身体是怎么样的，不同维度上的大小身体体验，高的大小，中等的大小，低水平的大小。

（2）两人一起玩"大小空间"，两人一起都是大的空间占据，两人一起都是小的空间占据，最后是一人大另一人小。

（3）个人绘画空间大小体验的感受与意象。

练习讨论：你在身体空间大小占据上有什么偏好？在这个过程中你有什么新的发展？你对自己、对关系空间有什么发现？

练习反馈示例："我对自己的发现是我不喜欢特别大的空间占据，也不喜欢特别小的空间占据，我更喜欢比较中等范围的空间占据，大的空间占据让我感觉到累，小的空间占据让我感觉到憋屈。我也不喜欢高的或者低的位置，但是我可以去到高的和低的位置。"

三、人际关系的广度与深度

人际关系的广度和深度是和人际依恋模式有关，不安全依恋模式为主的人可能容易"四处拈花"而很难稳定在一个关系中，相对以安全型依恋模式为主的人容易和人建立比较良好的、亲密的依恋关系。不安全依恋模式为主的人也可能是非常"宅"的，去建立关系的动力不强，处在回避关系的状态。对于一些人来说，既回避亲密又渴望亲密常常是矛盾的，这也会带来冲突。人们深层都是渴望亲密的，而各种原因造成了很多不美好的身体记忆和情感记忆，让其恐惧亲密，而选择回避或者在关系中处于焦灼状态。以下这个身心舞动练习是让人们在舞动中体验不同的可能性，让人们有机会去满足不同的需要和渴望。

身心舞动练习（033）：浅爱与深交的身心舞动

动作元素：身体边缘与身体核心，四处撒网与一往情深

心理议题：表面接触与核心相遇

使用技术：结构化舞动、即兴舞动、多模态

练习步骤：

（1）身心的热身。让手和关节分别以温柔的、有力的方式舞动，之后是手臂、上半身、下半身的舞动，再之后是身体对角线交叉舞动，让身体尽可能以不同的方式动起来，最后是让腿尝试不同方式的舞动。

（2）我们只是在人群中流动，蜻蜓点水式地相遇，以不同的方式、不同的质感与不同的伙伴相遇，比如弹一弹手指头，或者捏一捏手指，等等。

（3）我们用手连接起来，然后我们像水一样流动起来，从一个伙伴切换到另外一个伙伴那里，也是短暂的相遇。

（4）确认一个伙伴，与他长久一点儿待在一起，看看你可以与他多久身体多近地在一起舞动。

（5）自我觉察与绘画、分享。

练习讨论：你在人际关系上的选择是什么样的？在舞动中你更喜欢蜻蜓点水一样的感觉，还是喜欢更久一点和一个人待在一起？你是否满足了你内心的渴望？

练习反馈示例："我喜欢亲密有间，喜欢两个人舒服地待在一起，不喜欢太腻歪，不喜欢只是和一个人待在一起，也不喜欢只是在人群中流转，那样感觉比较孤独，跟谁也没有深交。我更喜欢轻松持久的接触，而偶尔来一点强力短暂的接触也可以。如果身体核心能够接触，我喜欢但有些不适应，因为太近了。比如说拥抱很久或者背对背很久，这让我有些不太适应，我喜欢能够偶尔非常近，更多时候希望自己有些空间，可以保持一定的联结而又有一定的距离，这恐怕代表着我想要亲密又有些恐惧，想要自由又不想孤独。"

第四章·肌肉张力流节奏　身心舞动

朱迪斯·凯斯腾伯格（Judith Kestenberg）是一位精神科医生、精神分析师，她基于精神分析知识，并通过与安娜·弗洛伊德（Anna Freud）合作研究，在拉班和兰姆的理论基础上，将发展的观念带入了动作分析体系，并对拉班动作分析和精神分析进行整合，发展出一套以节奏韵律观察记录人的动作的工具——具有诊断意义的动作图谱，被称为凯斯腾伯格动作侧写（Kestenberg Movement Profile, KMP）。虽然从出生之日起，所有的节奏类型都会出现并被观察到，甚至胚胎时也可被观察到，但是在特定的时间段会有特定的节奏频繁出现。[①] 节奏源自肌肉张力，来回于自由与束缚流动之间，产生各种不同的韵律。在本书的前面已经概述了凯斯腾伯格动作分析的两个体系。本章主要来看看其中的肌肉张力流节奏及其在现实生活、舞动团体、个人拓展、人际关系、教育等领域的应用。

---

① 参见 [德]Susanne Bender《凯斯腾伯格动作侧写》，李微笑译，中德舞动治疗师职业教育（第二阶段）内部资料，第 28 页。

第一节　肌肉张力流节奏理论介绍

根据安娜·弗洛伊德关于人心理发展的五个阶段和动作的结合，每个阶段都有一阴柔节奏、一阳刚节奏，共十个节奏，每个节奏都充分发展且在同一个阶段阴阳节奏发展平衡是最理想的，每一个阳刚节奏导向下一个发展阶段。舞动治疗师借用这个工具进行动作诊断、评估与干预（表 4）。

表 4　KMP 肌肉张力流节奏 [①]

发展阶段	阴柔节奏—心理主题	阳刚节奏—心理主题
口欲期	吸—滋养	咬—分离
肛欲期	扭—回避	压—独立
性蕾期	流—奔跑	停—中断
内生殖期	摇—孕育	分娩—诞生
外生殖期	跳跃—激情	喷涌—爆发

每个身体部位都可以呈现不同的节奏流。活生生的人总是要比理论复杂、精微。身体可能同时呈现不同的节奏，在 KMP 中被称为混合节奏。

1. 口欲期：吸和咬

（1）吸节奏

吸吮的能力是与生俱来的。吸吮节奏在婴儿五六个月时最常见。吸吮的节奏的特征是束缚流动和自由流动的有规律的平稳转换，因此旋律特质比较单一，类似于心跳的频率。这种节奏是没有时间限制的。吸吮的节奏表现在摄食、被爱抚、点头和摇晃的时候。成年

---

① 参见 [德]Susanne Bender《凯斯腾伯格动作侧写》，李微笑译，中德舞动治疗师职业教育（第二阶段）内部资料，第 39 页。

之后也经常出现吸吮的节奏，如在腿上轻抚，或是在倾听的时候抚摸脸颊，或者轻轻地用手指敲击。经常出现这种节奏的成年人，是表达吸收的一种方式。这类人通常很有好奇心，喜欢发掘新鲜事物，吸收新鲜资讯和想法，而不怎么带有评判性。

他们喜欢食物，如喜欢吃冰激凌、布丁、奶昔等食物。他们通常身体柔软，也很愿意去适应别人。

他们口头表达能力比较强，非常有兴趣跟别人攀谈、与人交流，愿意去唱歌或者参加与口头相关的练习，这样可以让自己得到满足。

这是一种共生的节奏，与他人他物相协调。固着在这个节奏的成年人一般不愿意独立，有被照顾的需要、吃的需要、依赖他人的需要、被抚慰的需要，希望得到关注、重视。他们有可能有以下困难：懒惰、依赖、肥胖，缺乏精力和抱负，不能独立，有无力感，或者可能有对酒精、药物的滥用，贪婪，好出风头，过分要求被关注等。①

（2）咬节奏

咬的节奏是随着婴儿长牙的过程而发展的。口腔，作为早期快乐的源泉，婴儿在4—9个月大的时候，由于长牙开始有疼痛的感觉。他会通过到处咬东西来减轻这种痛觉。咬的节奏和吸的节奏类似，只不过是从自由流动到束缚流动的过渡更分明。

咬的节奏在咀嚼、拍打的时候出现。婴儿开始通过身体的敲击，来区别自己和他人他物的不同。成年人在敲桌子、点头或者聆听时轻轻敲笔的动作中也有咬的节奏。

常常呈现咬节奏的人也喜欢食物，只是食物种类不一样，他们更喜欢咬和咀嚼食物，喜欢质感较硬或脆的食物，如饼干等。

---

① 参见［美］杰罗姆·布莱克曼《心理障碍的诊断与治疗选择》，赵丞智、张真译，首都师范大学出版社2017年版，第15页。

咬的节奏也是一种获得内容和信息的节奏，但这些信息是零散破碎的。

咬的节奏用来区分事物，区分自己和他人，结束接触。咬的节奏允许人与人之间的差异。经常应用这种节奏的成人，喜欢以批判的态度去接受事物，他们习惯把信息分解，然后评判，通常有异于其他人的想法，具有一种"尖锐的"幽默感，并且传递多为批判性的观点。

从人际关系看，咬给人一种分离感，不像吸节奏那样融合。

固着在咬节奏的人会表现出喜欢唱反调，不容易融入他人的观点、感受，过度强调自己的独立。而咬节奏没有发展好的人难以与他人分离。这种难以分离，可能是因为一个人与重要养育者的互动所形成的。假设一个婴儿已经发展和展示咬的节奏，要发展自己的独立，而他的养育者还是停留在共生状态，尤其是一些不能容纳自己情绪和需要的养育者会有这样的表现，这不利于这个孩童的心智发展。在一些临床案例当中发现一个无法滋养好自己的妈妈，经常会把孩子变成自己情感满足的来源，让孩子没有办法离开妈妈去发展自己。

2. 肛欲期：扭和压

（1）扭节奏

婴儿对这个世界的好奇和探索驱使他们的身体动作进一步发展，9 个月或 10 个月大时，他们开始锻炼脊柱的能力，从最初在母亲的子宫里脊柱弯曲的状态，锻炼到能够坐起来，并且最终能够直立行走。为了翻转身体，他们必须扭转头和脊柱，安静地躺着时会扭动手和脚，坐在成年人大腿上时，他们会扭动着身子从大人腿上到地面上去，这个阶段能够观察到孩子部分身体或整个身体的翻转扭动，在坐和爬之间转换，也在持续不断地扭转脊柱，不断增加身体的灵活性和动作的可能性。

扭的节奏是孩童玩耍的起点。一个发脾气、长牙的小孩变成一个爱笑的、贪玩儿的小孩，并以惹恼别人为乐。这个时期的孩童经常会用带着哭腔的声音，企图通过这种节奏回避大人抓住他，扭动身体避免接触，并且学会引诱。他们会假装给别人食物，然后在别人准备拿的一瞬间收回，并嘲笑上当的人。

"该节奏使得探索事物本质成为可能。孩童不仅想要知道一件东西是什么，而且想要知道它是怎么得到的，并且试图把所有可能翻得动的东西都翻过来。"①

记得曾经去拜访一位好友，当时她家的小孩刚跟跟跄跄学着走路，好友很难理解为何自己的孩子那么喜欢翻箱倒柜，把所有的东西都翻来倒去。那个时候她家小孩就是在这样的一个阶段。很多家长在这个时候都比较头痛，家里的东西总是被弄乱。

扭的节奏体现在成年人身上，如转动笔，用手转头发，或者转动环状物，这些动作可能会出现在他自己的观点与别人意见不同，但想要避免冲突的情况下。

扭的节奏给人一种幽默的、玩耍的、带有讥讽意味的、调情的、有魅力的感觉。经常出现这种节奏类型的人大多数是非常令人喜爱的、有魅力的、非常机灵善于应变的。但是他们也不可能一直在一个位置一成不变地待着。他们有能力避免冲突，并且在冲突出现之前就发现它。

与性有关时也会出现扭这一节奏。拉丁舞充满激情和魅惑，扭动是其主要的节奏。

① J.Kestenberg Amighi, Susan Loman & K.Mark Sossin, *The Meaning of Movement: Embodied Developmental, Clinical, and Cultural Perspectives of the Kestenberg Movement Profile*, 2nd Edition, New York:Routledge, 2018, pp.62–64.

固着在扭节奏的人可能呈现以下一些议题，如过于迂回，回避，不能够直接面对问题。可能有一些性的议题，比如色情、沉迷的、放荡的、玩弄等。当然，不会扭动的人失去了乐趣和幽默感。

（2）压节奏

18个月到两周岁的时候，孩童可以非常稳地站立并且可以跑，这一时期他们对于把重的物体举高以证明自己的力量特别有兴趣，以此来感知、呈现自己的力量，完成后充满自豪感。他们在运动中整合力量这一内驱力元素，会体验到更多的稳定性，他们也更多使用了垂直面，并发展强力。压的节奏有一定的强度，完整的压节奏是：突兀地绷紧，然后保持一个张力度不变，最后突兀地松下。

压的节奏经常在攀爬、按压过程中被观察到。压的节奏在成年人身上经常表现为双唇紧闭，双手相互按压或者按压别的物体。经常能在从政者身上看到压的节奏，他们不想真诚地回答媒体提出的问题时就会抿紧嘴巴。

凯斯腾伯格认为长时间保持这种节奏，有利于培养在一件事情上的专注度。压的节奏可以带来稳定性和内部的秩序感，并且促使我们拥有更多自律性的愿望，帮助我们从事更有明确意义和有结构的行为。通过压的节奏可以训练孩子的稳定性、自律性、组织性、对立性、意向性和表达自己的能力。

压节奏是独立的节奏。但如果被迫发展到压的节奏，比如说一个孩子过早独立或者被迫如此，会显示压节奏的固着，而少了扭节奏的灵活性。只有结合这两种节奏才能达到真正自主。一个人特别坚持己见，强力表达自己的想法和愿望，而不考虑他人的感受，实际上是自我意识发展不充分，害怕一旦变灵活或者开放，接受别的观点和想法，就会失去立场。如果整合扭的节奏，可以从精神、动作上调整这种状态，而不是失去自我的感觉。

特别偏好压节奏的人通常自我保护意识强，顽固，有强烈的意愿，倔强，要求秩序，同时有专注力。他们是被控制的或者有些时候也控制别人。他们不愿意泄漏事情，往往能够隐瞒真相。经常出现压节奏的人不愿意被打断，特别坚持原则，坚持自己的感觉、思想和理念，喜欢回忆很早之前的事情。固着在压的节奏上可能会导致人际关系上的困难，以及难以合作等问题，也容易产生孤独感、隔离感。

3.性蕾期：流和停

（1）流节奏

两岁以后的孩童的练习以跑为主，出现更多的轮面动作。流的节奏表现为一种微小的渐变且不受控制的变化，也就是说，是自由流动。一直很快地跑，直到身体失去控制是这一时期孩童特别有兴趣的一种体验。他们还不能很好地控制，跑动是无目的的，感觉就像是液体一样，可以一直溢出。流节奏在成年个体身上呈现，多为说话时没有停顿。流的节奏还会在身体筋疲力尽的时候被看到，比如下班回家后瘫倒到沙发上这个动作也是属于流的节奏。还有抑郁症状动作没有明显结束，能量却流泻出去，毫无方向，也是属于流的节奏。这些时候流的节奏更多呈现为和无目的的精力流逝有关。

流的节奏可以让人感受到自由、随意、富有创造性。过度使用流的节奏或者说固着在流节奏的人，自控力不强，需要外界限制。流的节奏也可能导致过于松弛和拖沓，经常难以守时。他们习惯于依着自己的时间习惯不加结构地思考问题和处理事情，可能做事情经常有始无终，喜欢天马行空，思维跳跃，容易沉浸在自己的世界里，做事效率不高。

缺乏流节奏的人拒绝被动的存在，不愿意休闲娱乐或放任，难以忍受没有结构。他们更愿意一直保持紧张状态。

有强迫行为和强迫思维的人往往卡在了流节奏中。

（2）停节奏

两岁半左右，孩童对跑动和停止有了更多可控性。在这个阶段，孩童已经可以有意识地终止一个动作了。孩童掌握了停的节奏，觉得很有趣，一直玩"突然停下来"的游戏，并且从中得到锻炼。停的节奏，也叫中断节奏，其特征是过渡短、尖锐且突兀。

停的节奏可以提升自我控制能力。当儿童发展到停的节奏时，做选择和决定对于他们而言变得重要。他们会比较喜欢自己做决定，自己做选择，比如穿什么颜色的衣服，要用什么，自主的意识更强。

开始或结束一段关系或一个项目时需要中断节奏，这有助于把一个计划分成不同的阶段，然后一步一步清晰地去完成，并且始终关注和把握事情的进展。不能最终完成一件事情的人就是缺乏中断节奏。在流和停节奏中个体不断练习的内驱力是时间。凯斯腾伯格认为人们的自我意识是在成功启动、实施、完成一件事的过程中成长的。

流和停的节奏都是为兴趣调节服务的。流的节奏可以让人学习到如何释放内容、感觉和需求及如何去享受这一过程。

频繁出现停节奏的人，一般容易没有耐心，经常打断别人，特别是当他认为别人做的事情会占用很长时间的时候。停的节奏会让人时刻保持竞争，或者特别容易兴奋。

有成瘾行为的人通常是无法停的人，比如酒精成瘾、饮食障碍、游戏成瘾，等等。另外，暴力升级也是跟两个节奏流与停有关，通常是缺少停的节奏所造成的。双方都在随口说出伤人的话，并且停不下来。

从没有目标、没有定位的人身上也会看到这两种节奏的不平衡：习惯于刷网络媒体，如抖音、微博、微信，或者看电影、电视看个没完，很难投入一些真正需要面对和要做的事情上面去。

4. 内生殖期：摇和分娩

（1）摇节奏

3岁之后的孩童开始经常出现以低强度进行渐变的摇晃动作，这个动作是由横膈膜发力的。摇节奏中抚摸不再是短暂的，而是长时间的抚摸。

孩童从对外部事物感兴趣发展到对自己身体的探究，喜欢进入被窝等"洞穴"里把自己藏起来，喜欢玩"过家家"的游戏，对怀孕这件事情特别有兴趣。此年龄段的典型行为是喂动物和玩具娃娃，且对储存东西的容器特别着迷。绘画中有人常在肚子里画一个东西或人，肚脐被画得特别突出。他们还喜欢藏东西，开始有自己的秘密，并且开始喜欢幻想，参与一些想象游戏。

此阶段对两性关系、对完整人格的形成至关重要。这个阶段需要保证他们不受打扰地从事自己的事情。他们需要自己的空间和自由。家长可能出于溺爱或者想时刻控制、掌握孩子的动向，想知道孩子到底在玩什么。家长的过度侵入会打扰孩子内在心理历程的发展，会导致个体个性发展的打断，以至于成年后，在没有外在的推动时他们就不知道自己该干什么。

临床治疗中，当来访者在一个摇的节奏中时，不宜直接干预或打扰，而应允许，给出空间和时间，让他自己重新找到自己内在的推动力和自主性。

摇的节奏在人们酝酿想法、接受信息或者权衡的时候出现。创造力随着摇晃而被激发。跟吸节奏一样，在摇节奏中人们也会吸收，但不同的是，这个吸收是经过过滤的。在摇的节奏中，人们收集不同的想法，总结归纳所有的不同点，总结分析不同的立场并且梳理之间的关系。在对不同意见了解和沟通的过程中，就有时间整理之间的思绪和感觉。

如果固着在摇节奏中，可能会出现自我内在的消耗，始终不能做出决定，他们会保留创造力和想法，而不跟别人分享，因为觉得自己的想法还不够好。外人往往也不知道他们在想什么。这类人也会出现很多拖延行为，经常在酝酿，就是不行动，这也会造成很多生命的浪费、时间的浪费。拖延行为可以表现在很多方面，大到事业、情感，小到一些工作、选择和决定等。固着在摇节奏的人可能前面一些节奏也没有发展好，我们在看一个人卡在哪里的时候，要将全局评估和关键点的评估相结合。

摇节奏是孕育的节奏，是整合、预备的节奏。

（2）分娩节奏

3 岁半到 4 岁，孩子身上会短暂地出现该节奏。分娩节奏是诞生的节奏。分娩节奏是一种有攀升和下降的波形节奏，渐变且高强度。这种节奏少见，也少被观察到。这种节奏的肌肉张力的增强和减弱都是渐进式的。女性在生产的时候出现这种节奏，张力逐渐增强，必须表现出很好的身体耐力，保持长时间张力，当孩子出生后，张力也渐渐从身体消去。

这种节奏会出现在相当私人、埋藏很深的内在情感不断向外涌出时。这种节奏还会出现在需要集中完成一件事情的人身上，如完成硕博士论文、完成编舞或一个大项目。

摇节奏中累积的思想、感觉和情绪在分娩节奏中迸发出来。分娩节奏经常在治疗中出现，并且总是过渡到一个新的认识，酝酿已久，找到了突破向外的方法。

缺乏分娩节奏的人很难体验到做成一件事情的自豪感和成就感，也容易对自己失去信心。分娩的节奏是比较需要意志力的状态，这对人的耐心、长久专注的行动要求很高。而常常处在分娩节奏当中的人也是非常疲惫的。在不同的文化中，这个节奏出现的状况不一样，有些文化中非常强调吃苦耐劳，这就会鼓励人们要坚持忍耐地去生产。那些被外部成就绑架的人，以及活得很表面的人，也会有很多分娩的节奏，他们无法放松，极少体验和运用阴柔的节奏，不断使用阳刚的节奏。据观察发现很多商务人士、一些研究者非常善于用这个分娩节奏。

5. 外生殖期：跳跃和喷涌

（1）跳跃节奏

历经前述各发展阶段，儿童自我稳定性得以发展，4 岁之后，孩童的运动技能大大发展起来，进入新的运动领域，如学骑自行车。他们更熟悉空间的多维性，蹦蹦跳跳地探索世界。记得我在那个时候特别喜欢跳跃，整个身体像飞起来一样。刚好那个时候在播一些武侠片，我学着那些侠士们飞跃、弹跳、跨越。孩童在这个年龄喜欢展示自己，展示他们可以做到的事情。他们为自己感到自豪，喜欢爬向高处，希望被看见。

跳跃节奏的肌肉张力特征是突兀、高强度。跳跃的节奏是激情的节奏。

激烈争论、表达新的想法时会展示这种节奏。跳跃节奏的人赋予其手势、动作、情感、思想以活力与效率，他们迅速抓住冒险的机会，又迅速地从中退出。

凯斯腾伯格认为如果人们不接受这种激情的话，经常使用这种节奏的人很容易像孩子般受伤。[①]

日常生活中不太容易有机会活出自己的激情而内在有很多激情

---

① J.Kestenberg Amighi, Susan Loman & K.Mark Sossin, *The Meaning of Movement: Embodied Developmental, Clinical, and Cultural Perspectives of the Kestenberg Movement Profile*, 2nd Edition, New York:Routledge, 2018, p.99.

的人常常会寻找一些欢快热闹的活动（足球、狂欢、啤酒节）以活出这种激情来，或者他们会到那些富有激情的地方旅行。

舞动治疗师在工作中会不断地提供条件，让这种强烈的情感和兴趣得以表达和呈现。

卡在跳跃节奏的人可能尖锐、容易打断别人，尽管并无恶意。他们不缺乏积极性，他们需要一定的导向和组织。

（2）喷涌节奏

5 岁之后跳跃节奏升级到激烈的喷涌节奏。喷涌节奏的肌肉张力特征是突兀地增强和减弱，过度剧烈，且高强度，在自由与束缚的动作中转换。这一节奏多用于猛烈地击打、跳跃、撞击。跟跳跃节奏相比，喷涌更专注、更有控制力、有攻击性、剧烈、直接。

孩童尤其是男孩不会放过任何机会享受这一节奏。如冬天打雪仗，可以推、挤，拳击，模仿跆拳道，或者将汽车模型开足马力朝着墙冲过去，或者猛地从椅子上蹦起来，或者好端端地走在街上突然击打路旁的树篱。孩童要在游戏中释放，如果在学校、在家里都得不到释放，常常会以不太被社会接受的方式宣泄。成年人的喷涌节奏动作有敲打或猛擦桌子。

喷涌节奏是爆发的节奏、最具有攻击性的节奏，并可能导致暴力行为。

喷涌节奏促进决策力、执行力，坚韧和清晰，其兴趣在于设立目标、专注于目标。赢还是输是一个重要的主题，输赢、竞争是与此节奏相关的议题。

偏好这一节奏的人，可能以高强度追逐自己的目标，干劲十足，直到达成，而不太会考虑他人。他们憎恨无聊，任务必须时刻都带劲。对自己及自己的成绩，带着喜悦和自豪，还会有突然的灵感和洞见。许多魅力十足的领导者身上常有跳跃和喷涌节奏的组合。这两种节奏都是充满活力和激情的。

固着在喷涌节奏的人有可能侵犯他人而不自知，有可能太希望征服。相反，很难做到喷涌节奏的人也很难体验到那种攻击性和爆发性。

6. 单一节奏的作用及心理议题

表 5 根据凯斯腾伯格的书籍及中德舞动治疗（第二阶段）训练材料、学习过程及带领者在实践中的探索整理而成，以便我们更清晰明了地了解这十大节奏的意义。

表 5 单一节奏及其特征、相关作用、心理议题 ①

时间 / 阶段	节奏	特征	生物学作用	其他作用	心理主题 / 议题
0—1 岁（口欲期）	吸 o	低强度	吸吮	抚慰、共生、融合	吸收 / "我需要你"
	咬 os	低强度	咀嚼、猛咬	拍打、区分	分离 / "我和你不同"
1—2 岁（肛欲期）	扭 a	适应流	被动排便	爬行、混乱、好玩、相互依偎、戏弄、有趣	回避 / "我想和你玩"
	压 as	突兀、高强度	主动排便	攀爬、坚持、站立、扔掉、创建规则	独立 / "我想要挑战你"
2—3 岁（性蕾期）	流 u	渐变、低强度	被动排尿	放松、持续地跑、梦幻的	奔跑 / "我想要给你个刺激"
	停 us	突兀、低强度	主动排尿	停止、开始、竞争、突进、打断	中断 / "我想要得到限制、停止"

① [德]Susanne Bender《凯斯腾伯格动作侧写》，李微笑译，中德舞动治疗师职业教育（第二阶段）内部资料，第 30—41 页；J. Kestenberg Amighi, Susan Loman & K. Mark Sossin, *The Meaning of Movement: Developmental and Clinical Perspectives of the Kestenberg Movement Profile*, Gordon and Breach Publisher, 1999, p.54；部分转引自赵妍主编《舞动治疗：舞蹈与心灵的对话》，知识产权出版社 2018 年版，第 43 页。

续表

时间 / 阶段	节奏	特征	生物学作用	其他作用	心理主题 / 议题
3—4 岁（内生殖期）	摇 ig	渐变、低强度	培育	整合、创造、爱抚、挑剔	孕育 / "我想要滋养"
	分娩 igs	渐变、高强度	生育	新想法的诞生、内化、产出、生产	诞生 / "我想要让你帮我更努力尝试"
4—5 岁（外生殖期）	跳跃 og	突兀、高强度	性兴奋	展示、外化、庆祝	激情 / "我想要你陪我玩"
	喷涌 ogs	突兀、高强度	性渗透	攻击、贯穿、释放	爆发 / "我想要征服你"

第二节　肌肉张力流节奏评估

评估过程：播放与各种肌肉张力流节奏相对应的音乐，以指导语帮助参与者进入各个节奏动作，依次舞动，见表 6。

身心舞动练习（034—043）：肌肉张力流节奏舞动

表 6　肌肉张力流节奏舞动指导语及音乐示例

肌肉张力流节奏	动作示例	音乐示例
吸	①邀请你在这首音乐当中轻轻地抚摸自己的手臂，去感受自己需要被照顾的感觉，需要被温柔对待的感觉。 ②想象自己正在舔冰激凌，慢慢吞咽下去，那个美味被自己吸收	Matthew Lien *Midnight* 9
咬	用身体跳出这样的感觉，节拍大概是每 15 秒 12 下，感觉到自己和别人是不同的个体，有欢快的节奏	① Little Richard *Tutti Frutti* ② Andy Mckee *Heathers Song*
扭	邀请你全身放松，找一个舒服的地方，轻轻地扭动手、手肘、手臂，扭动肩膀、头、脊柱、腰胯，再到腿、脚，整个身体都在一个扭动当中，想象自己像柳条一样，非常灵活柔软	① Julie London *Sway* ② Jim Tomlinson *Dreamer* ③ Nera & Felix *Del Mar*
压	①绷紧双手，想象按压一个物体或者推一个物体，保持一个力度几秒，然后突然放掉力量，放松。 ②将整个身体绷紧，身体向前压，待住几秒，然后猛地放松，用这种方式在空间中行进	①黛青塔娜《迁徙》 ② Karl Jenkins *Allegrettango*
流	全身放松，放下控制，懒洋洋地在空间里行走，沉浸在时间里，感觉你有大把的时间可以享受，时间和空间都没有限制，你徜徉在你的自由流淌当中，你就像是水一样，没有方向，完全沉溺在你的流走中	① Andrea Bocelli & Chris Botti *Il Nostro Incontro* ② Dean Evenson *Dew Bee Dew*

肌肉张力流节奏	动作示例	音乐示例
停	①选一个领头人，其他人跟在领头人后面，游戏时要喊口令"一二三，木头人"。喊"一二三"时，众人随意行走，当到"木头人"的时候，众人停止不动，谁动了就要接受惩罚，退出游戏；游戏反复进行，直到剩下一个人为止。 ②追——逮住的游戏。 ③在《七个半跳》音乐当中，当出现长音的时候停下来找人握手，其他节奏的时候自己在空间中跳舞	奥尔夫《七个半跳》
摇	①怀抱着一个枕头或者抱枕，或者想象抱着自己的孩子在自己臂弯里轻轻摇晃，哄他入睡。 ②只是轻轻地摇晃身体，让身体的每一个部位都摇晃起来，从自己的腰胯摇晃开始，想象腰胯有一盆水，你将那些水荡起来，将这种荡漾的感觉带至你的全身	① Kenny G *Brahms Lullaby* ② Sarah Brightman *Scarborough Fair*
分娩	蓄积你身体所有力量，持续地发力，缓缓地放掉力量，想象正从你内在生出某种东西，或者想象你正在从事一项非常复杂需要持久努力的项目，带着这样的感觉去舞动	James Horner *Scorhed Earth*
跳跃	①邀请你放松全身的肌肉，像小时候那样无忧无虑地跳跃，可以自己一个人跳，也可以和同伴一起，越跳身体越放松，你的手臂自由自在地晃动上去、晃动下来。 ②想象你在蹦床上自由跳跃，或想象双手抱球在蹦床上跳跃，或与几人玩边跳跃边抛接球的游戏。 ③两人面对面，手拉手站一起（想象在蹦床上）跳跃，或拉着一个小呼啦圈一起跳跃，跳跃时保持眼神接触	① Girls Aloud *Jump（For My Love）* ② Baba Sehgal *Ai Yai Yai Yo* ③ Britt Nicole *Gold* ④ Christina Aguilera *Not Myself Tonight*
喷涌	①在提供的音乐中，在跳跃中猛烈拳击，释放内在不太舒服的感觉，疯狂地舞动，从你身体核心迸发出最有冲击性的力量与动作，像一个摇滚歌手一样狂野有力。 ②想象自己就是一辆开足马力的汽车朝着一个方向狂奔而去，让这辆汽车开向你想去的地方吧	① Village People *YMCA* ② Whitesnake *Here I Go Again* ③ Billy Idol *Mony Mony*

讨论和分享：每种肌肉张力流节奏舞动之后，让参与者分享身体的感觉和内心的感受，并在白纸上写下积极的、消极的词语。

自我评定：在所有的节奏舞动体验与分享之后，以表 7 自评对每种节奏的偏好度。

计分参考：两种节奏的计分，计算两类分数，看看自己阴柔和阳刚节奏发展的均衡性如何。

练习反馈示例："我最喜欢的节奏是吸、扭动和摇摆，因为我很喜欢吸收滋养的东西，扭动几乎就是我个性中最鲜明的部分，我非常灵活地处理各种事情，我非常善于迂回地处理一些棘手的关系，我很喜欢摇摆，我特别喜欢去承载，我喜欢孕育新的主意。我还很喜欢跳跃，我经常将跳跃和摇摆节奏融合在一起，在激情中孕育、创造，这也是我擅长的。而我不太喜欢的是停的节奏，我很不喜欢被中断、打扰。我一旦开始了很多事情就很难停下来。我对分娩节奏的喜欢是中等的，有时候喜欢，有时候不喜欢，因为这个节奏做起来真的太累人了。喷涌的节奏也做不了多久，动了几下就觉得体力跟不上了。对咬、压、流的节奏也蛮喜欢，所以我有时候也挺挑剔的，也非常愿意去工作，愿意去享受生活。"

表 7　肌肉张力流节奏评分表

5 = 很轻松、很容易
4 = 轻松、容易
3 = 如果我想，就可以
2 = 我需要努力才可以
1 = 我不知道这个应该怎么做

名字：

节奏＼得分	5	4	3	2	1
吸 o					
咬 os					
扭 a					

续表

得分 节奏	5	4	3	2	1
压 as					
流 u					
停 us					
摇 ig					
分娩 igs					
跳跃 og					
喷涌 ogs					

第三节　肌肉张力流节奏身心舞动练习

肌肉张力流节奏是根据人的身心发展和动作发展提出的一套理论和方法，它可应用于个体、关系、团体，可以被功能性地使用，也可以是治疗性的使用，可以用于教育领域与日常生活。以下根据舞动实践经验和思考设计一些肌肉张力流节奏的身心舞动练习。身心舞动的世界充满创造性，不仅限于我们所提供的可能性，希望大家拓展思维和视野，拥抱更多的可能性。

一、KMP 用于伴侣团体

如果婴儿和儿童时期的动作和身心没有足够好的发展，我们就有机会在我们的关系中再次启动和转化这些模式。舞动治疗采用新的动作模式可以塑造更理想的形式。结合依恋理论、家庭治疗理论，整合舞动理论以及最近的神经科学理论，我们可以架构一个伴侣团体工作方案。

每个人一生中都在寻求爱和支持。在关系中，两人从婴儿时期开始的依恋之舞得以重演，无论是一生的承诺还是短暂的相遇。通常，进入亲密关系的人们希望可以相互依赖，可以通过紧密的联结来支持彼此。然而，在大多数关系中，不可避免地会有斗争和破裂。伴侣之所以来寻求帮助，一般都是因为冲突。

治疗师可以帮助伴侣发现自己、彼此和人际关系领域中不充分发展的节奏。这可以提高自我 / 其他人各种肌肉张力流节奏的功能，尤其是对阳刚节奏的接纳度。可能在家庭中，他们的阳刚节奏不怎么被接受，而当伴侣的谈话和动作中出现阳刚节奏时，自己受不了，或者自己不敢有阳刚节奏的表达，表达会被当成一种威胁，进而影响伴侣关系。舞动治疗可以帮助伴侣双方去满足小时候互相抱持的伴侣舞动，接受关系舞蹈的复杂化。

1. 温柔相待的伴侣舞动

身心舞动练习（044）：温柔相待的伴侣舞动

动作元素：吸、扭、摇

心理议题：滋养、安抚

使用技术：结构化舞动

练习步骤：

伴侣两人在吸、扭、摇的音乐下共舞。

（1）感受彼此心跳的节奏，用手触碰彼此的脉搏，找到两人相遇的感觉，心跳和呼吸调频，带着这样的感觉舞动。

（2）切换音乐，播放带有爵士感觉、扭节奏的音乐，如 Nera & Felix *Del Mar*，从手开始，慢慢舞动到全身，扭动带着些柔情，也有一些有趣的感觉，调动自己内在这样的感觉去和对方的这种感觉相遇。

（3）伴侣间一方呈现自己需要支持的身体动作和状态，另一方用摇摆的节奏去安抚、支持，打开彼此的心，彼此给出最真的自己，参考音乐是 Sarah Brightman *Scarborough Fair*。

练习变式：只做一个环节，并把这个环节做得更精细和透彻，让体验更精微。

练习讨论：当你们用偏阴柔的节奏相遇时，你们有什么样的体验？

练习反馈示例："找到联结的感觉是非常美妙的，我常常觉得有些孤独；无法被爱人真正懂得，所以不太习惯呈现自己的脆弱，当被邀请去呈现自己的脆弱而得到支持时，对于被看见的感觉，我无法言说，感动到哭，还有些久违的喜悦。"

2. 伴侣间和而不同的身心舞动

身心舞动练习（045）：和而不同的身心舞动

动作元素：节奏

心理议题：关注自我与关注彼此

使用技术：即兴舞动

练习步骤：

（1）找到自己的节奏舞动，两个人自然行走、感知彼此的节奏，找到共同的节奏。

（2）两人分开，分开就是分开，不需要挥手再见，重新找到自己的节奏。

（3）重新找到自己的伙伴，找到两人的共同节奏。

（4）分开，各自舞动，再次相遇，以自己喜欢的节奏和自己的伴侣舞动，不改变自己。

练习讨论：你在做你自己的时候，感觉怎么样？当你们之间找到共同节奏时，你的感受是怎么样的？找到共同节奏对你们而言是容易的吗？你们之间的节奏差异大吗？这些让你有什么联想和理解？

练习反馈示例："做自己的时候比较自由，不用考虑另外一半的节奏。因为有人在看，如果和自己的另外一半没有找到共同节奏，会担心别人怎么想，很期待早些找到共同节奏，我发现自己有些着急，这一点和现实生活中的自己一样。而我的搭档是一个不紧不慢的人，这让我意识到我们的节奏是不同的，他的节奏多是比较偏阴柔的节奏，而我的节奏多是比较阳刚的节奏，我们双方都做出一些调整，找到共同节奏后感觉很开心。"

3. 给你需要的爱

身心舞动练习（046）：给你需要的爱

动作元素：十大节奏

心理议题：需求满足

使用技术：角色演练、多模态（绘画、言语等）

练习步骤：

（1）两人轮流为对方服务，一人在前，一人在后，两人都可以坐下来，或者被服务的那一方躺下来，依次用十大节奏来为伴侣按摩，伴侣要根据自己的真实感受反馈自己喜欢用什么样的节奏来按摩。

（2）用伴侣喜欢的节奏来给对方按摩。交换角色，经历同样的历程。最后双方画出自己的感受和出现的画面。

练习讨论：当你得以以你喜欢的方式被对待的时候，你内心的体验是怎么样的？在你们的关系中，你们有多少机会教会彼此这样对待？

练习反馈示例："我们常常是抱怨居多，而很少有机会真正让对方了解我们到底是谁，到底需要什么，到底怎么得到满足。我觉得我们之间真正安静下来对话的时间太少了。我们真正聆听彼此的机会太少了。很感谢这样的舞动体验让我们有机会安静地去聆听彼此。"

4.冲突的相遇与对话

身心舞动练习（047）：冲突的相遇与对话

动作元素：阴柔节奏、阳刚节奏

心理议题：冲突的对话

使用技术：两极舞动、阴柔—阳刚节奏对话

练习步骤：

（1）伴侣双方均一脚在前一脚在后，双手舞动，两人轮流依次体验这样的不同，一人是吸的节奏，一人是咬的节奏，之后两人分别体验扭—压、流—停、摇—分娩、跳跃—喷涌的节奏。

（2）两人在阴柔和阳刚节奏中选择一个能代表两人差异的节奏进行手之舞对话。

（3）两人从刚才代表两人差异的节奏对话开始，慢慢调控，可以在任何节奏中切换，直到找到彼此都比较舒服的感觉。

练习变式：使用全身来表达这些冲突的呈现与对话过程。

练习讨论：你对你们之间的关系有什么发现和理解？

练习反馈示例："最初是因为喜欢他身上那种野性的感觉，后来觉得他有时候不够温柔，还有他性子急，总是催促，感觉到很有压力。通过这次舞动探索我们发现个性上确实有些不同，在后面的分享中，我们也更加意识到我们的不同，我也把生活当中一些步伐不一致的部分和那些不是很舒服的感觉告诉给他。在我们调适彼此的过程中，我感觉到了更多希望和尊重。"

5. 水火交融的激情舞动

身心舞动练习（048）：水火交融的激情舞动

动作元素：喷涌节奏

心理议题：激情

使用技术：意象化即兴舞动

练习步骤：一半是火焰一半是海洋，火焰不会因为海洋而被淹灭，海洋也不会因为火焰而退怯，你是火焰也是海洋，伴侣双方像火焰／海洋一样，在喷涌的音乐中共舞。两人先保持一定的距离，火焰和海洋慢慢地靠近，带着激情的自我在"水火交融"的感觉下狂舞，彼此不用肢体接触，彼此都在，谁也不会消失，每个人都是炽热的自己。音乐为 Hans Zimmer *The Kraken*。

练习讨论：跳这一首曲子时，你对自己和伴侣有什么发现？你有什么感受？在什么时候你们能够体验到这样的感受？当你们再次体验到这种感觉，你有什么感受和想法？

练习反馈示例："这种激情是我们很少能够体验到的，在这个过程中，一开始我是有些害怕的，是有些担心的，不敢那样狂野，幸好这首音乐时间比较长，所以可以有多一些时间去尝试。当我的那个狂野出来的时候，我感觉很爽，这是久违的释放，也是久违的我们真正以狂野的样子相遇。平淡的生活已经磨灭了太多的激情。偶尔能够找回这种激情和狂野，有些感动。"

二、运用 KMP 来平衡生活的两股力量

在一个快节奏的社会，在讲究效率和注重成果的时代，阳刚节奏一直是被鼓励和推崇的，一个人不管是否擅长，他似乎都在努力做到。而阳刚节奏在现代社会也是被过度使用的，过度使用阳刚节奏的状态会造成很多困难，可能是过度使用而不平衡了，可能是疲惫，可能是身心疾病，甚至是猝死，等等。另外一些人是无法启动自己的阳刚节奏，和过度使用不一样，这是固着或卡住的状态，这将在后面的一个主题练习中去讨论。

身心舞动练习（049）：平衡生活的身心舞动

动作元素：阴柔与阳刚节奏

心理议题：平衡

使用技术：放松与觉察舞动、结构化舞动

练习步骤：

（1）用吸的节奏来呼吸，把吸的感觉带到全身，放松。

（2）用扭动的节奏来缓解身体各个关节和肌肉的紧张。

（3）用压的节奏推，看看想要把什么多余的东西推走。

（4）运用摇晃的节奏，怀抱着自己，照顾自己，以一种慈悲的心对自己，以这样的态度舞动。

（5）邀请你用跳跃的节奏来庆祝已经做到的事情，欣赏你已经做到的那些部分。

（6）静默与冥想、绘画。

练习变式：一些环节可以用搭档练习的方式来进行。

练习讨论：在你的生活中，你是否过度用力？你在什么时候是以一个轻松的姿态工作和生活的？你的生活中有多少机会是阴柔节奏？

练习反馈示例："确实我非常认同'要努力'这个信念，也是因为认同努力的信念，年纪轻轻就在这个大城市扎根下来了，但确实是很累的，很多时候看别人出去度假了，自己还在家里写东西，能平衡的部分就是自己在累的时候好好睡觉，或者给自己做一顿美食，或者放空发呆。动的时候确实感受到自己身体的一些僵硬，长期伏案工作，希望能够提高自己工作的效率，减少坐在电脑前办公的时间，多一些身体练习，多去大自然中玩耍玩耍，或者去其他一些能够放松的地方。"

三、用 KMP 来缓解焦虑

身心舞动练习（050）：缓解焦虑的身心舞动

动作元素：停、喷涌、扭、摇、吸

心理议题：焦虑与压力转化

使用技术：两极化舞动、多模态（绘画、舞动、言语等）

练习步骤：

（1）画出两种状态下的身体，即战斗、焦虑状态下的身体及放松有活力的身体。

（2）舞动出战斗、焦虑状态下的身体（阳刚节奏），如无法专注的，不断被切断的，有些焦躁的（喷涌、停节奏）。

（3）感受战斗与焦虑压力对身体所造成的影响，释放那些紧张的身体部位（扭的节奏），把呼吸和温柔带到那些身体部位进行舞动（摇、吸的节奏融合）。

（4）体验放松的身体，用自己的双手去探索有什么资源可以支持自己放松下来。

（5）带着那些舞动后的感觉看看在之前的画上可以添加点什么。

练习讨论：你有什么想要分享的？

练习反馈示例："刚刚从国外出差回来，时差都倒不过来，对那些战斗的感觉很熟悉。我已经很久没有好好放松了，肩膀、脖子、腿部都是很痛的，总是马不停蹄地工作，太需要休息了。在放松舞动部分很喜欢轻轻摇晃，还有感受那个呼吸带到身体的不同部位的感觉。寻找资源的部分是发现和自己一起并肩作战的同事们给了很多工作上的协助与认可。接下来可以休整几天，之后还是会忙碌。停下来用更温柔的方式对自己，这是非常重要的，张弛有度，才能长久地运转下去，也可以更有效率地工作。"

四、运用 KMP 提升行动力与执行力

要真正有行动力和执行力，要施加自己的力量与影响力，以及真正独立，是需要运用阳刚节奏的。不能很好地使用阳刚节奏会导致沉溺在自己的世界里，很可能是自己没有准备好，或者对自己形成一些不够好的信念，无法行动。每个人的成长背景不一样，状态不一样，对于到底是什么让人卡住了，是否有创伤，等等，我们需要结合很多背景信息和故事，以及人格发展水平来理解。每一个个体都是复杂而独特的，下面这个练习是希望能够促使人们发展自己的阳刚节奏，而不是迫使人们必须要怎么样。

身心舞动练习（051）：行动力与执行力的身心舞动

动作元素：咬、压、分娩、喷涌

心理议题：行动力、执行力

使用技术：多模态（绘画、舞动、言语等）、意象化舞动

练习步骤：

（1）画出自己想要达成的目标。

（2）用咬的音乐，如 Miriam Makeba *Hi-A Ma*（*Pata Pata*），在音乐中用身体"弹奏"出这个目标的感觉。

（3）将自己的目标变成一个意象，如种子或者丝带，把目标意象安置在一个地方，用自己的身体和它共舞。

（4）去推掉那个阻止目标意象成为现实的阻碍，这个阻碍可能是外在的，也可能是内在的，好奇地探索；紧接着使用更持久的力去凿、推目标。

（5）想象你如剑一样，去向和击中你的目标，在喷涌节奏下狂舞出那种舍我其谁的感觉。音乐参考：Yello *Do It*。

练习变式：此练习对核心、重力的使用要做一些准备，很多人没有目标或无法实现目标是因为核心的自我不够强健，不是很清晰。

练习讨论：整个过程下来你的体验和发现是什么？你对目前的状况有什么理解？接下来你有什么新的考量？

练习反馈示例："我已经荒废了很久的时光，我一直在躲避着自己要面对的问题，一直躲在舒服的世界和节奏里，不想承担更多，似乎真正独立意味着我要和我过去所有熟悉的一切分开。我很怀念过去的那些时光和人，不能告别旧时光的美好大概是我无法投入到现在生活当中的一个原因。过去还有一些遗憾，总是希望有一个更完美的世界，只是在那里留恋和期待，但是很难去行动，无法放弃一些不切实际的想法。直到有一次我在一个舞动工作坊中，切切实

实地把散落一地的各种东西串联起来，把自己的想法付诸行动。在这个工作坊已经一年多，我已经做出一些东西，拿到了一些关键的资质，解决了一个个现实的问题，尽管我还是偶尔期待更好的格局，自己也在用行动进行创造。"

五、运用 KMP 进行情绪的释放与安抚

很多人无法表达负向的感受，如愤怒，压抑这些感受是造成很多问题的一个原因。而释放也不等于没有节制。释放一定是在一个比较安全的、不受伤的、不会伤害他人的、有结构的框架中进行。释放本身是第一步，而之后的工作也很重要，就是如何去理解自己的愤怒，以及愤怒之下的其他情绪、情感、需求等。

身心舞动练习（052）：情绪的释放与安抚的身心舞动

动作元素：阳刚节奏、阴柔节奏

心理议题：愤怒、安抚、满足

使用技术：结构化舞动、道具的使用

练习步骤：

（1）在提供的音乐中，每个人选择一个自己的舞动空间，确保有足够的空间，不会影响到彼此。先跳跃，之后是猛烈地拳击，释放内在不太舒服的感觉。疯狂地舞动，从你身体核心迸发出最有冲击性的力量与动作，像一个摇滚歌手一样狂野有力，同时注意保护自己的安全。

（2）两人一组，每个人都拿一个软垫子或抱枕，在类似的音乐中轮流释放自己不敢表达的那些情感，记住你的伙伴只是你练习的对象，彼此是支持的，可以激发彼此的表达与释放。

（3）音乐改变，变成摇晃的音乐，回到个人去整合不同的观点

和视角，去感知那些情境当中的你和他人、各方的观点和感受，去权衡。

（4）把那个画面放远一些，自己慢慢退到更远的一些位置去舞动，看看这个当下你可以从中看到什么。

练习讨论：关于愤怒的释放与表达，以及之后的舞动，你有什么感受？你有什么联想？在后面的舞动当中你有什么发现？你觉得印象深刻的是什么？你的想法，你的感受都是怎样的？

练习反馈示例："我想到在高中时代有一段非常压抑的时光，那个时候压力很大，父母对我没有太多支持和理解，还有很多无形的期待，自己感觉很委屈，很愤怒。这个愤怒的背后更多的是悲伤的感觉，还有委屈没有真正被看见，家里能够给的支持太少。在后面的舞动当中，我看到其实在这个愤怒的场面中，家人也已尽力了，做了他们所能做到的事情，他们也有自己的挣扎。我在想我到底可以为自己负责多少，可以怎样更好地照顾自己。"

第五章·肌肉张力流特性

身心舞动

　　肌肉张力流特性（Tension Flow Attributes）是人们运用肌肉的模式，这种模式非常稳定，一出生就有，延续至成年，也是人的情绪及人格特点在肌肉和动作层面的显现。在所有被研究的动作特质中，肌肉张力流特性具有最高稳定性。肌肉张力流特性有保持的、适应的，高强度、低强度，突兀的、渐变的六种，两两一对。各个特性无好坏之分，每个人都有自己的肌肉张力偏好，每一种偏好都有利有弊，每一种张力流特性都是个体需要的。这一偏好在动作层面彰显着我是谁、我最真实的样子等内在心理议题。

第一节　肌肉张力流特性简介

人们需要观察、了解、评估并尊重自己与他人的肌肉张力流特性偏好，以便更好地与人和环境相处，更好地舞动。

（一）保持流和适应流

保持流（Even Flow）与适应流（Adjustment Flow）在一岁以下的婴儿身上较常见。保持流与直接内驱力有亲缘性，适应流与间接内驱力有亲缘性。

保持流是指保持一种肌肉张力。呈现保持流的人在动作与情绪上都会显得很稳重，性情平和，不一惊一乍，不同情绪的转换与起伏不明显，能够长时间对人与事保持持续的关注，如果被打断会觉得被打扰。它代表着坚持、保持专注和持续的努力。咬的肌肉张力流节奏存在保持流。

适应流包含肌肉张力上的调整和反应。在生命的头一年，婴儿被抱在怀中，为了更舒服，母亲和婴儿都会不断地调整位置、力度等，适应流提供了适应力和有趣的行为。扭的肌肉张力流节奏存在适应流。

（二）高强度和低强度

低强度和高强度在一到两岁的幼儿身上较为常见。强度是关于肌肉紧张与放松的程度，与动作幅度没有关系。低强度与轻柔内驱力有亲缘性，高强度与强力内驱力有亲缘性。

在成长过程中，婴儿运用高强度抬头，运用手与脚的按压坐起来、站起来。具有高强度肌肉张力流特性的人一般情感浓烈并愿意表达，生命中充满了跌宕起伏的情感色彩。压、分娩、跳跃和喷涌的节奏具有高强度特性。

　　低强度的人外表表现得柔软、低调，但是内在不一定没有强烈的情感。人们需要知道自己的肌肉张力特性是什么，低强度的人有可能高估高强度人的状态，高强度的人则有可能低估低强度人的情绪状态。扭、摇和流节奏具有低强度特性。

（三）突兀和渐变

　　突兀和渐变在两到三岁的幼儿身上较为常见。突兀与急速内驱力有亲缘性，渐变与缓慢内驱力有亲缘性。

　　突兀是指快速地改变强度水平，突兀流与高强度结合，大多与波动大、暴躁的表达情绪有关，一触即发，易怒、易丧气。跳跃和喷涌具有突兀特性。

　　渐变是指肌肉张力流逐渐地变化，渐渐地积聚或减少情感，需要很长时间进入或走出一种情绪。流、摇和分娩具有渐变特性。

　　突兀特性的人有可能忽略渐变特性的人的情绪及表达，例如，你问大家谁有问题，只等待很短的时间，然后就进行下一步骤，那么很可能渐变特性的成员刚想要发言，却没有机会了。

第二节　肌肉张力流特性评估

肌肉张力流特性的评估至关重要，可以以自我评定、他人评估等不同方式进行。

一、以各种肌肉张力流特性舞动，自我评定

身心舞动练习（053—058）：肌肉张力流特性舞动

练习步骤：播放与各种肌肉张力流特性相对应的音乐，以指导语帮助参与者进入各个肌肉张力流特性动作，依次舞动，见表 8。

表 8　肌肉张力流特性舞动指导语及音乐示例

肌肉张力流特性因素	指导语示例	音乐示例
保持流	让自己的手与手臂保持一种强度、自由/束缚状态，平缓、稳定地去舞动，把这种肌肉状态慢慢地扩展至身体的其他地方，以你的手与手臂带动全身舞动，如果你的动作是移位动作，平稳地迈步，你整个人、情绪及舞动，看上去都是稳定、稳重、平稳的	郝云《去大理》
适应流	邀请你把注意力放在你的背上，扭动你背部的肌肉，调整它，让你的背部肌肉更加舒服，持续地调整与扭动你背部的肌肉，让这种扭动带动你的全身舞动……	Celine Dion *Eyes on Me*
高强度	①邀请你放松全身的肌肉，像小时候那样无忧无虑地跳跃，可以自己一个人跳，也可以和同伴一起，越跳身体越放松，你的手臂自由自在地晃动上去、晃动下来。②慢慢地让身体的跳动逐渐停下来，感觉你的手臂和身体越来越自由，同时快速、有力地将手臂呈现甩动的动作，可以加入有力的"哈"的声音。③让自己的双臂、腹部、双脚都处于高度的束缚、紧绷的状态，两人一组，互相推压，将对方往后推……	①张渠《出水莲》（后半段）②Taylor Swift *Shake It Off* ③John Dreamer *Brotherhood*

续表

肌肉张力流特性因素	指导语示例	音乐示例
低强度	①邀请你放松你的双手、双臂，不用力地甩动你的双手、双臂，扭一扭肩膀，让肩膀和身体的躯干也更加自由、放松。 ②邀请大家两个人背对背，用背打个招呼，两个人找到共同的节奏以轻轻摇动的方式让两个背在一起……	余日秋山《秋绪》
突兀	邀请大家一起来玩一个游戏，我们所有人都是站着的青蛙，可以到处蹦蹦跳跳。大家都是调皮的青蛙，特别喜欢到处以出其不意的方式到其他同伴身边，尤其是同伴的后边。出其不意地出现在一个同伴身边的时候，除了动作，还可以加入"啊、哈"之类的奇怪的声音……	John Altman *Espana Cani*
渐变	①邀请大家懒洋洋地在空间里行走，沉浸在时间里…… ②慢慢地，感觉你的身体的肌肉越来越紧张，这个紧张的增加不是突然的，而是增加一点，又增加一点，逐步地在增加，慢慢地过渡到了走军姿的状态…… ③然后，再一点点地、逐渐地让身体放松，逐渐地到达最初懒洋洋地在空间里行走的放松状态……	冯曦妤 *Proud of You*

讨论和分享：每种肌肉张力流舞动之后，让参与者分享身体的感觉和内心的感受，并在白纸上写下积极的、消极的词语。

自我评定：每一个肌肉张力流特性舞动体验与分享之后，以表9自评对每种内驱力的偏好度。

练习分享示例："我个人很喜欢高强度、保持流、突兀的。对于我来说，坚持一件事情，有始有终地完成，保持坚持和专注，是常态，但因为不太喜欢适应流，所以灵活性欠佳。我个人特性呈现了高强度，具有浓烈、起伏的情感，再加上突兀的特性，在愤怒时会突然地爆发，比如猛地关门，周围的人会觉得挺可怕的，但走出情绪也会很快，不会像渐变流特性的人，需要很长时间进入或走出一段情绪。我尊重我的特性，也很愿意发展其他的特性，让自己情绪表达的方式更不具伤害性。"

表 9　肌肉张力流特性自评表 [①]

5 = 很轻松、很容易　　　　　　　　　　　名字：
4 = 轻松、容易
3 = 如果我想，就可以
2 = 我需要努力才可以
1 = 我不知道这个应该怎么做

得分 特性	5	4	3	2	1
保持流					
适应流					
高强度					
低强度					
突兀的					
渐变的					

二、他人观察、镜像、调频，进行评定

现代神经科学发现，个体即使只是见证另一个人做动作，也会像正在做动作或正在表达感受、行为的那个人一样，激活相同的神经元。曾经跟随凯斯腾伯格接受训练的苏珊·罗曼发现了一个重要的概念——调频（Attunement）：婴幼儿跟与自己动作模式契合的人在一起，会有被安抚的感觉，跟动作模式相冲突的人在一起，会觉得受挫。她在所工作的亲子中心里训练实习生，以凯斯腾伯格动作侧写为基础探寻孩子与家长之间不调频的动作模式，以及由此在孩子身上呈现的适应不良的动作风格，并设计出刺激新的互动、应对与表达的形式，引导家长与孩子的状态更调频。以调频、镜像（Mirror）彼此看到、建立关系，是身心舞动练习中的重要内容。

---

① 参见［德］Susanne Bender《动作的身心意义：拉班动作分析》，李微笑译，中德舞动治疗师职业教育（第二阶段）内部资料，第 5 页。

（一）以肌肉张力流特性调频共舞

身心舞动练习（059）：以肌肉张力流调频共舞

动作元素：肌肉张力流特性

心理议题：了解自我特性、人际行动

使用技术：双人、三人即兴舞蹈

练习步骤：

（1）两人一组，分成 A 与 B，A 把注意力放在自己肌肉的感觉上，以自己偏好的保持流或者适应流的肌肉张力流特性舞动，B 观察并以身体体会与调频，以相同的肌肉张力流与 A 共舞；彼此分享感受；交换角色，B 以一种与 A 不同的肌肉张力流特性舞动，A 以相同的肌肉张力流特性的动作与之呼应。

（2）换另外一个同伴，A 以高强度或低强度肌肉张力流特性中自己偏好的一种进行舞动，B 以相反的肌肉张力流与之互动、共舞；彼此分享感受；交换角色，B 以与 A 相同的肌肉张力流特性舞动，A 以与 B 相反的肌肉张力流特性与之互动；彼此分享感受。

（3）三人一组共舞，A 以渐变或突兀肌肉张力流特性中自己偏好的一种进行舞动，B 以相同的肌肉张力流特性与之调频共舞，C 以与 A 不同的肌肉张力流特性与之互动；彼此分享感受；B 以与上一轮的 A 不同的肌肉张力流特性舞动，C 以与 B 相同的肌肉张力流与之调频共振，A 以与 B 不同的肌肉张力流特性与之互动；C 以自己偏好的突兀或渐变的肌肉张力流舞动，A 与 B 自己选择想体验相同还是不同的肌肉张力流特性舞动，三人共舞；分享感受。

练习变式：所有人围成一圈，每个人做肌肉张力流特性动作，其他人动觉调频，观察、说出该特性并镜像这个动作。

练习分享：

（1）进一步评估并明确自己在肌肉张力流特性上的偏好。

（2）根据这个练习中互动的感受，对自己日常的人际互动进行反思。

（3）根据这个练习中以不同肌肉张力流进行舞动的体验，对自己之前相关的舞动体验进行反思。

练习反馈示例："每次跳民间舞，老师都强调要有开心、热情的状态，可是有时候真的没有那么开心啊，好累……原来以为老师的训练方法有问题，或者自己不适合学民间舞，现在看，也许这跟我的情绪状态有关，但也很有可能与我偏好肌肉张力流的低强度、适应流有关，所以对于一直保持外显的热情的情绪，我刚开始还能勉强坚持，一段时间之后真的很难再坚持。"

（二）以肌肉张力流特性编舞

以肌肉张力流特性编舞，让参与者有机会全面体验肌肉张力流特性，包括自己熟悉与偏好的，以及不熟悉的，编舞一般会放在对肌肉张力流特性有基本了解与体验之后。再次进行自我体验和创造性的应用，也加入其他人的视角进行见证与评估。

身心舞动练习（060）：用肌肉张力流特性编舞

动作元素：肌肉张力流特性

心理议题：了解自我特性

使用技术：编舞及呈现

练习步骤：

（1）两人一组，互相协助，每个人编一段包含六种肌肉张力流特性的独舞。

（2）编好之后，两人互相展示，让对方以观察、动觉调频或镜像等方式确认动作是否完整包含了六种特性。

（3）大家围一圈，每个人都到圆圈中间进行独舞展示，其他同伴及带领者以观察、动觉调频的方式感知并记录。

练习变式：在日常生活中，以肌肉张力流特性的角度感知自己与其他人，评估自己、家庭成员、同事等重要他人的肌肉张力流特性偏好，并从这个角度反思你们之前的互动。

练习反馈示例："编完之后，同伴说我的渐变看起来也挺突兀的。生活中我也是想一出是一出，表达也很直接，一点都不圆滑，情绪的转变也很突然，突然就不高兴了，或者突然又高兴起来了，中间没有太多逐渐变化的过程。"

第三节　肌肉张力流特性的应用

肌肉张力流特性是表达人的情绪特征以及人格特征的稳定性动作特质，其意义不在于动作拓展，而在于对个体独特肌肉张力流特性的了解、尊重，与人的调频、共情，以及与环境间的匹配。"彼此的肌肉张力特性是相适还是相逆，影响着产生正向或负向的互动火花。因此可以帮助理解家庭、治疗、工作及其他环境中的人际关系。"①

一、肌肉张力流特性在亲子关系中的应用

笔者于 2015 年 7 月底参加苏珊娜·本德（Susanne Bender，德国舞动治疗协会创始人、前任主席）为期 2 天的舞动治疗团体督导，受益颇多，最大的收获是看到老师用动作分析理论进行评估与干预的精准、细腻与有效。在督导中，有几位同学督导亲子团体的相关问题，对此笔者深受启发，除了专业上的学习，将所学用于与女儿互动，感受到与女儿更深的联结，体验到更多的亲子互动乐趣并发现女儿更生动的不同侧面，之后，写下《在生命深处与孩子共舞》科普文章，里边呈现了很多与女儿以肌肉张力流特性进行调频互动的动作游戏，现摘录如下：

以高强度肌肉张力流特性调频：在督导的过程中，Susanne 举了一个例子，我印象非常深刻，也分享给大家，比如，有两个孩子坐在地上抢枕头，非常高强度，Susanne 进行这样的示范干

① ［德］Susanne Bender：《动作的身心意义：拉班动作分析》，李微笑译，中德舞动治疗师职业教育（第二阶段）内部资料，第 48 页。

预：她坐到他们中间，抓住枕头，大声有力地对两边的孩子说，放下，后边会引导孩子们以往地上打枕头的方式继续。她说，这样的处理在告诉孩子们，抢枕头是不好的，高强度是没问题的，这个行为不好，但你们作为一个人是好的。我得老师真传，如法炮制，昨天晚上我抱女儿去洗澡，一脱衣服她开始兴奋，拽我的头发，我边大声说松开边捏她的屁股，她松开，我就不捏，她又拽，我又捏，把讨厌的抓头发变成了一场很有乐趣的玩乐了。前天，女儿的姥爷带她去公园玩，说女儿不停地和另一个小朋友在跑，很开心，那个小朋友的奶奶一直担心孩子会摔、会太热，不断制止，这很常见。高强度蕴含着很多的能量和激情，也有危险性的因素，有时跟人们对于孩子的性别期待也相悖。有些孩子生来就不那么安静，这是孩子的天性，压抑可能会导致孩子以其他有害的方式释放。女儿有很多高强度肌肉张力流特性，她很幸运，有学舞动治疗的妈妈和阿姨们，妈妈也是高强度肌肉张力流特性，当然，这不是说这个特性好，低强度不好，而是这种匹配让我们有很多有意思的互动。女儿一岁多的时候，会拍着她的小餐桌发脾气，有一次一个一起学舞动的好友来我家吃饭，女儿拍餐桌时，朋友也拍桌子回应，女儿竟然开始高兴，拍了几下就不拍了，当时朋友说，要对她有回应，否则她多没意思，这一招非常有效，后来屡试不爽。现在看来，也是用高强度在做同频镜像与回应。现在，我会在家里用丝巾放在她腰上，用力地边拉她边唱拔萝卜的歌；我躺在沙发上，她会把枕头放在我肚子上，脚站在上边、手扶着沙发背有节奏地跳，当然，她碰着过沙发背，鼻子和脸都红了，然后她就学会了慢一点，但依然强力，依然开心；我张大嘴巴，伸出紧绷的双手，发出大声音去咬她肚肚的时候，她也乐此不疲。有时，我们也会放上有节奏的强力的音乐，一家三口一起乱跳，有时就边走边跳，从这个房间跳到另一个房间。这样的互动我们都很喜欢，每次都精力充沛、乐趣多多。这也是家长要觉察和看到的，家长本身的肌肉张力流特性与孩子肌肉张力流特性的匹配度会出现不同的互动。如果你有一个高强度肌肉张力流特性的孩子，但是你本身是低强度，可以让孩子在与其他家长的互动中体验高强度，或者送孩子去玩足球、跆拳道这些高强度的运动，一样可以满足孩子的需求。

以低强度肌肉张力流特性调频：女儿两岁多还有吃手指的习惯，很多时候我都在想，如果女儿没有这个坏习惯就是个完美的孩子了，那有多好。我们尝试过很多办法，比如讲道理：超理智的爸爸平和地告诉她手脏，吃了肚肚疼；作为咨询师，我真诚地告诉她妈妈不喜欢你吃手，但是喜欢你。比如训斥和威胁：再吃打屁屁。比如行为介入：把手拉出来，玩其他游戏；她爸爸还发明了摸肚肚的替代品，想吃手时就摸肚肚。跟她商量好，她也同意的涂辣椒，等等。不管是讲道理、训斥还是强行拉出她的手，天知道我们内心的焦虑和无奈。现在，我们的互动方式是，当她在吃手，我知道那是低强度肌肉张力流特征，我会抱着她小声地找到低强度的肌肉张力流说"宝贝不吃手了，好不好啊"，我感受到和她的亲密、对她的接纳和内心不那么强的焦虑，她这个时候就会笑着把手从嘴里拿出来，比我讲道理、训斥都有效。这种有效的回馈也让我内心有更多的安定：她在以她的方式面对她的情绪和需要，总有一天，她会找到更好的其他的方式。后来，我们还找到了更多与低肌肉张力流特性匹配的互动方式，比如，她提出让我在她吃手的时候以温柔语气说"爱你哦，宝贝"来提醒她。

以突兀的肌肉张力流特性调频：女儿从特别小的时候就喜

欢玩一个游戏，这是她最爱的游戏，没有之一，延续至今。这个游戏就是我们头上或者手上放一个东西，然后摇手或者摇头，东西就会突然掉落，她就乐不可支，发出"咯咯咯"的不可抑制的笑声。学了舞动我才明白，这个游戏与她突兀的肌肉张力特性同频。前边我所说的拔萝卜的游戏，她也很喜欢自己作为大萝卜突然倒在床上，她就会哈哈大笑，然后要求再来。面对她吃手的习惯，我有时会突然把手从她嘴里拔出来，这个时候她也会笑，但是会继续塞进去，她虽然偏爱突兀流，但是吃手时主要是低强度肌肉张力流特性，但也有些效果。带她去公园玩，她非常喜欢的一个游戏是，她在跑，我从别的方向截过来，突然停在她面前，然后她接着跑，我接着追和截。在去公园的路上，她喜欢自己在前边跑，我们在后边追，然后突然逮着她。有一段时间她发明了个游戏把我和她爸累够呛，她坐在她的洗澡盆里，让我们从这边荡到那边，或者把洗澡盆放在地上，我掀洗澡盆，她突然从这边滑到那边。她和我们一起创造了一些适合她突兀肌肉张力特性的游戏满足自己。

　　所有肌肉和动作层面的感知要通过动作体验才能准确体知，需要家长体知自己和孩子的肌肉张力流特性，也可以就是带着父母的爱，去感受孩子的动作质感，然后找到同频的质感去回应对方。

　　所以，在亲子一起参与的身心舞动体验练习中，可以设计帮助互相了解、理解并尊重彼此肌肉张力流特性的练习（详见本章第二节的内容），也可以设计能引发新的互动、应对与表达的身心舞动练习。

　　下边的身心舞动练习，是针对小朋友有的时候会不合时宜地表现突兀肌肉张力流特性设计的。比如，在日常生活中突然不合时宜地大喊，以吓大人或别的小朋友。这个练习的目标就是将突兀的肌肉张力流特性运用到适宜的行动中，尊重孩子的天性，让孩子知道，对别的小朋友大喊不好，但是你是好的，你具有突兀的肌肉张力流特性并没有错。此身心舞动练习中也用到了停的节奏，其他的肌肉张力流身心舞动练习在此不再多涉及，原理及方法如本练习所示。

身心舞动练习（061）：造型舞动

动作元素：突兀

心理议题：创造性、尊重与释放天性

使用技术：动作游戏

练习步骤：

（1）一个鼓点响起，做一个夸张、奇怪的造型停在那儿，越夸张、越奇怪越好，可以把身体摆成有很多棱角的形状，动眼珠看看其他人做的造型是什么，也看看这对于你下一轮做的造型有什么启发。

（2）一个鼓点响起，停止刚才的造型，放松身体，鼓点突然响起，看看谁第一时间听到，并呈现与刚才不同的造型，完全停下来，将动作固定住，动眼珠看看其他人做的造型是什么，也看看这对于你下一轮做的造型有什么启发。

（3）根据现场孩子们的情况进行多轮，可以引导孩子们用不同的身体部位、不同的水平面、不同的动觉范围等创造新造型。

（4）以不均匀的间隔方式不间断地打鼓，每打一次换一个造型，像机器人一样。

练习变式：

（1）在家里也可以做，没有鼓的话就拍手、拍桌子等，可以任意节选、组合上述内容；或者两人以这种方式对话，一个人做夸张的造型，然后停下来，另一个人想以怎样的造型进行回应，注意说明必须停下来的规则。

（2）1、2、3木头人，老鹰捉小鸡、扔沙包等传统儿童游戏里均有需要突兀肌肉张力流特性的动作，可以以这些练习给孩子表达突兀特性的机会。

（3）乒乓球、击剑等运动项目也可以让具有突兀肌肉张力流特性的孩子在其中彰显本性。

练习反馈示例："这个舞动练习太好玩了，大家都奇形怪状的，我也奇形怪状的，我竟然将手放在地上，脚伸到了天上，最搞笑的是要突然变成这样，跟变形金刚似的，我家孩子老是一惊一乍的，原来一惊一乍这么好玩啊。"

二、肌肉张力流特性在伴侣关系中的应用

在伴侣关系中，如果两人一方是高强度，另一方是低强度，低强度一方会觉得另一方情绪太波澜起伏了，太情绪化了，高强度一方会低估对方情绪的强度，因为低强度者从外表看上去比较平静，只是略有情绪而已，实际上内心波澜起伏，情感浓度很高。如果其中一方是保持流，另一方是适应流，适应流的一方会觉得好不容易休息一天，伴侣竟然在家看一天书，也太没意思、太单调了吧，要出去玩啊，在大千世界、大好春光里徜徉，是对美好生命最好的浪费。如果一方是突兀的，另一方是渐变的，突兀一方做任何决定都很快，即使是渐变特性者所认为的人生大事，需要谨慎谨慎再谨慎，突兀一方也会觉得渐变一方太磨叽，渐变一方会觉得突兀一方鲁莽又草率，从来都不计后果。

凡事皆有正反两面，如果双方的肌肉张力流特性一致，是不是

双方关系就很和谐呢？下面给大家呈现一些可能的场景：两个高强度的人有可能吵一辈子架也吵不散，同时痛苦地羡慕着另外一对对彼此很温柔，从来都不红脸的夫妻，而这对都是低强度的夫妻可能很享受彼此间的和谐、安静，也有可能觉得彼此疏离。如果两人都是保持流，会有更大的概率相濡以沫、白头偕老，一辈子也不觉得无聊、厌倦；如果两人都是适应流，可以一起旅行、一起看世界。笔者曾经听说一对夫妇都辞去了公务员的工作，带着孩子开着房车去全世界旅游，非常享受和幸福，大概夫妻双方都是适应流特性，当然，这样的生活也缺乏稳定性。如果都是突兀的，就很有可能做出草率的决定；如果双方都是渐进的，有可能迟迟做不出任何决定。

家庭治疗流派萨提亚模式认为，人因为相同互相理解，因为相异彼此成长，在家庭中没有绝对完美的肌肉张力流特性适配模式，任何夫妻和伴侣在相处的过程中都需要彼此了解与尊重，学习与对方互动的功能良好的方式。在夫妻或情侣参与的舞动体验练习中，可以设计适宜的练习方式探索、形成使其和谐的双人舞动。

身心舞动练习（062）：爱上双人舞

动作元素：肌肉张力流特性

心理议题：关系探索

使用技术：双人即兴舞蹈

练习步骤：

（1）夫妻或伴侣双方一人 A 从保持流、适应流，高强度、低强度，突兀和渐变三对肌肉张力流特性中选取在互动中有挑战的一对，以这一对中 A 所偏好的肌肉张力流特性进行舞动，另一个人 B 感知对方的舞动，刚开始以动觉、动作调频其动作，比如，如果 A 选择了高强度，B 也以高强度与之同频，体会身心感受如何。

（2）舞动一会儿之后，B 决定继续以这种方式共舞，还是以另一种肌肉张力流特性与之舞动。还以 A 选择了高强度为例，就是说 B 在这个环节可以继续以高强度与之同频，也可以调整为以低强度与之互动。

（3）A 与 B 可以试试在这对肌肉张力流特性中变换，两人寻找一个彼此都满意的、和谐的双人舞的状态。

（4）其他愿意探索的肌肉张力流特性互动模式。

练习分享：舞动过程中哪些时候觉得和谐？哪些时候觉得不和谐？最后是否找到了两人和谐共舞的状态？在舞动中是怎么找到的？这对于你们生活的启发是什么？

练习变式：为了增强练习的趣味性，让人们在轻松、游戏的状态中对两人的互动进行探索，可以选取两人想探索的一对肌肉张力流特性，以动物为代表进行互动，比如，高强度选取奔跑的马，低强度选取温柔的长颈鹿；突兀选择撞人的野牛、乱蹦的兔子、奔跑的野鹿，渐变选择优雅的天鹅；保持流选择紧追前边猎物的狮子，适应流选择水里的不断变换方向的鱼；等等。

练习反馈示例："我们老夫老妻了，之前总吵架，现在连架都吵不起来了，今天在高强度的同频舞动中，感觉两个人好像都年轻了，更有活力，也感觉彼此间更有联结了，真好。"

三、肌肉张力流特性在人与环境匹配中的应用

在成长过程中，个体天生的、本来的肌肉张力流特性很有可能因为文化、教养等被压抑、磨损甚至埋没，这意味着人在动作层面远离了自我真实的天性。一旦如此，人的完整性就受到损耗，人只以文化、社会或重要他人更接受的方式与人和环境互动，人们往往

对此无觉察，或者感觉到自己的活力受损、有压力等。

（一）孩子与学校环境的匹配

每种文化、环境都有偏好的肌肉张力流特性，对于学龄期的孩子，如果他们在学校里坐得住，能够在课堂上保持良好的注意力，在家里能够比较专注、有效率地完成作业，情绪稳定，不随意发脾气（具有保持流特性），父母及学校的老师都会认为这是个好学生。相反，如果一个学生上课坐不住（适应流），下课后能量充沛地"搞破坏"，被其他同学频繁告状（具有高强度、突兀流的特性）等，则家长与老师都会认为这是一个让人头痛的学生。肌肉张力流特性与智商没有直接的关系，如果一个高智商的学生具有保持流肌肉张力流特性，在学校中成为学霸的可能性会更大。

在学校里，强调规则、强调稳定与专注地投入到学习中，保持流、渐变肌肉张力流特性与之更加匹配，具有这些肌肉张力流特性的孩子在学校学习时可能适应得更加良好。对于上面说的下课"搞破坏"的学生，老师和家长都需要树立高强度并没有错的观念，学校可以在课间提供能安全地进行高强度、无害练习的设施与场所。笔者记得小学时，每次课间和小伙伴用力地甩动手臂玩牌的游戏：用力地将手里的牌摔向地面上另外一个伙伴的牌，如果能使地上的这张牌翻过来，就赢得了小伙伴的这张牌。对于这样的游戏我们乐此不疲。这个游戏帮我们释放了天然的高强度本性，让我们可以更专注地投入课堂学习过程中。

当前，电子产品流行，孩子看动画片、玩游戏的时候在保持流里很稳定，这提高了他们保持注意力的阈限，使得他们的保持流在一定程度上受到了污染，在课堂上面对没有那么多鲜艳的色彩视觉刺激与丰富多变的声音刺激时，注意力的保持普遍面临挑战。保持流还面临一个挑战，目前的孩子普遍得到看护人较多的关注，从小开始，当他们专注地玩一个东西的时候，有些看护人会因为各种各样的原因介入、干预或打断。如果家长希望更好地保护孩子的保持流，使其更好地适应学习环境，就要做到不过度关注、介入，让孩子在属于自己的时空里按照自己的节奏玩，同时尽量少地接触电子产品。当然，孩子如果不是保持流，也需要尊重、跟随，适应流肌肉张力流特性也有其独特的优势。

（二）成人与工作环境的匹配

没有绝对好的工作及工作环境，只有适合的工作环境，如果人与工作环境匹配，会更少压力，在工作中更加顺畅、得心应手。

当前，中国处于高速发展、快速变化的进程中，特别是北上广这类一线城市，人们工作节奏快、压力大，需要快速、高效地做决策，执行工作任务。但是，渐变肌肉张力流特性的人还是可以寻求与其匹配的工作，如品酒师、瑜伽师等，他们可以耐心、从容地享受这个过程。相反，如果所从事的工作不断有变动，随时可能产生临时状况，需要改变工作计划与安排，他们就会觉得非常有挑战。具有突兀肌肉张力流特性的人，如果从事跆拳道、拳击、一线记者等工作，得心应手的可能性会更大。

刚进入工作岗位的曾经以保持流的优势进入很好的大学的毕业生有可能面临挑战，如果不能在同一时间专注于一件事，而是需要同时处理好多工作、面对很多人，他们会觉得难以专注，手忙脚乱。相反，具有适应流肌肉张力流特性的人具有灵活、适应能力强、能同时关注不同的人与事等特点，如果从事图书管理员等工作会觉得非常乏味、无聊，他们更适合从事教师、管理者、足球运动员等需要广泛关注的职业：教师在课堂上不只关注某个或某些同学，而要尽可能地关注所有学生；管理者需要上下协调、关注部门的整体运作；足球运动员需要关注整个球场在发生什么。

低强度与流、摇等滋养性的节奏相关，具有低强度肌肉张力流特性者会给人温和、温暖的感觉。面对刚出生的柔软、脆弱的婴儿，人们需要轻轻抚摸、轻轻地唱催眠曲、轻轻晃动，低强度的人会做得比高强度的人更好。一些精细的手工艺制作，如修表、刺绣等也跟低强度更加匹配。高强度与喷涌、压、分娩、跳跃等节奏相关。高强度有可能是高强度的束缚流，也有可能是高强度的自由流。平衡木运动员站在平衡木上需要与高强度束缚流匹配。一些歌手、舞者、演员表现某些具有极高情感浓度的作品时，也与高强度肌肉张力流特性匹配。

总之，如果人的肌肉张力流特性与环境大致匹配，就会有较少压力，如果不匹配，就会有较多压力。人们并不能随意换工作，可以用其他方式释放自己的天性，适应流特性较多的人且做图书管理员工作的，可以通过在业余时间看展览、旅行等来平衡，也可以在工作闲暇时间观察来往的人群，猜测他们的性格、人生故事等，让人生不是一直处于只与图书打交道的状态。

第六章·内驱力身心舞动

　　舞蹈不只是关注身体形态、舞姿及所调动的身体部位、所占据的空间位置，更关注内在的思想、状态与动机。动作分析包括内容和形式两个方面，内驱力是动作的内容和内在动机，与人的内在情感状态密切相连，由内而外的动作表达，让身体和动作充满丰富多彩的质感，让人在舞蹈中身心整合，充满生命的力度和色彩，传达出生动的感染力和表现力。最早将拉班理论引入中国的舞蹈史学家郭明达认为："（动作内容）类似绘画的色彩学。动作色彩的丰富性，是层出不穷的。舞蹈训练之有别于体育训练，是前者重表现性，后者重功能性……舞蹈技巧主要是由人体运动过程投射出来的质感，而不是一套漂亮的姿态展览。"[①]

　　拉班认为，学习了处理空间关系，便有了注意力；学习了处理力量的使用，便有了意图；学习了与时间打交道，就有了判断力。[②]空间维度内驱力是关于"我以什么态度接触空间"，力量维度是关于"我的期望是什么"，时间维度是关于"我何时需要完成一个行动"，流动维度是关于"我如何保持前进"，它们分别影响思维、意识、直觉和感觉。[③] 以内驱力各个元素进行的身心舞动在进行身体、动作练习的同时，也在介入人的认知、人际及情感等层面。

　　每种内驱力元素都是生活和舞蹈中所需要的，它们本身无好坏之分。每一种内驱力质感都有从没有、中立、典型到夸张的强度范围。人们对于内驱力是有偏好的，重要的是能在不同的情境下调整内驱力以适应环境、与人联结。不同的舞蹈类型和作品对某些内驱力因素更加偏重，比如芭蕾舞有很多向上、与地心引力方向相反

---

① 转引自吕艺生《舞蹈学导论》，上海音乐出版社 2003 年版，第 40 页。
② 参见［德］Susanne Bender《动作的身心意义：拉班动作分析》，李微笑译，中德舞动治疗师职业教育（第一阶段）内部资料，第 45 页。
③ 参见［德］Susanne Bender《动作的身心意义：拉班动作分析》，李微笑译，中德舞动治疗师职业教育（第一阶段）内部资料，第 45 页。

的动作，偏向轻柔的内驱力；身体要保持挺拔、紧绷，偏向束缚的内驱力。

内驱力每个维度有阴柔和阳刚两个因素；间接、轻柔、缓慢和自由是阴柔的内驱力，身体肌肉松弛；直接、强力、急速和束缚是阳刚的内驱力，身体肌肉紧张。前者偏向于适应、容忍和接受现实，后者偏向于对抗、对立、影响现实。凯斯腾伯格理论认为，内驱力各个因素之间的良好平衡与充足使用，意味着个体可以用多种途径应对任务和解决问题。经常使用多种内驱力组合意味着个体在解决问题时具备丰富复杂的创造性智商。①

---

① J. Kestenberg Amighi, Susan Loman & K. Mark Sossin, *The Meaning of Movement: Embodied Developmental, Clinical, and Cultural Perspectives of the Kestenberg Movement Profile*, 2nd Edition, New York:Routledge, 2018, p.187.

第一节　内驱力评估

一、引导以各种内驱力舞动，自我评定

　　内驱力是动作的内在根源，让动作充满质感、表现力，拉班动作分析中动作内驱力元素有四个：流动、空间、力量和时间，动作的流动性有束缚与自由两个因素，空间有直接与间接两个因素，时间有缓慢与急速两个因素，力量有轻柔与强力两个因素，"内驱力（ANT）指动作中展示出的人内在对于动作流动的控制、对空间使用的注意、对动作力度有意识的收放、对时间的准确掌控"①，内驱力理论总览图（见图3）。

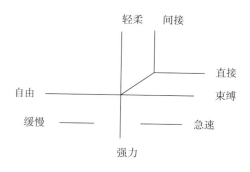

图 3　内驱力理论总览图

---

① [德]Susanne Bender：《动作的身心意义：拉班动作分析》，李微笑译，中德舞动治疗师职业
　教育（第一阶段）内部资料，第9页。

身心舞动练习（063—070）：内驱力元素舞动

练习步骤：播放与各种内驱力质感相对应的音乐，以指导语帮助参与者进入这种内驱力动作，依次舞动，见表 10。需要注意的是：每首音乐里不是只有一种内驱力，还包含其他内驱力因素，在当下只聚焦于一种。

表 10　内驱力因素的指导语及音乐示例

内驱力因素	指导语示例	音乐示例
束缚的	把手臂放在一个人身上不被其甩开，把手臂的感觉扩展到全身，随音乐舞动	Michael Jackson *Beat It*
自由的	把手臂放在一个人身上，这个人把手臂甩开；带着甩开的感觉，像鸟一样自由地飞，像海藻一样本身不用力、随着水流而舞动	Celine Dion *Eyes on Me*
直接的	让自己在房间里找到一个具体的点，一直关注它，与它共舞，或舞动向它	Luar Na Lubre *Os Animais*
间接的	扭动你的脊柱、臀部，多用关节舞动，舞动时让自己关注整个房间、所有的人，但不聚焦于任何一个单一的物体或人	Jack Savoretti *Changes*
强力的	感觉你真的想要什么，比如你想用力地把房间中的某人拉向你，或者想把一个重物推走，可以将推动的感觉扩展到更多身体部位，以手指、肩膀、膝盖、臀部、手肘等身体部位推动重物	陈伟伦《图腾》
轻柔的	想象你像一片羽毛一样舞动；如果和另一片羽毛相遇，轻柔地互动，会是什么样的舞动	Misha Mishemenko *Sol*
急速的	感受你要迟到了，赶不上车了，内在非常希望加快速度，尽力赶上	"巴赫平均律"
缓慢的	慢慢地回到正常的节奏，沉浸在这首音乐里，让自己感受从容，恢复能量	Anne Takle *Nocturne*

讨论和分享：每种内驱力舞动之后，让参与者分享身体的感觉和内心的感受，并在白纸上写下积极的、消极的词语。

练习变式：同一时间，在不同的身体部位、以不同的动作呈现两种相对应的内驱力。①

（1）缓慢与急速同时：走动的时候，手臂摆动，手臂动作慢于步伐动作，每走三步，手臂摆动一次；手臂的摆动快于步伐，每走一步，手臂摆动两次。

（2）强力与轻柔同时：将强弱动作放进同一组动作序列，比如，轻轻地摆动双臂，同时沉重地向前走。

（3）一个部位做自由流动，另一个部位同时做束缚流动，比如，用一只脚在地上画圈，同时抖动一只手臂；还可以选取其他身体部位，尝试一个部位做自由流动，另一个部位做束缚流动。

内驱力是关于如何做动作的，不只可以和身体部位组合，还可以和身体使用、空间等任何内容进行组合运用，同样的动作，以不同的内驱力呈现，会有完全不同的质感与色彩。

自我评定：在所有的内驱力舞动体验与分享之后，以表 11 自评对每种内驱力的偏好度。

表 11 内驱力自评表②

5 = 很轻松、很容易
4 = 轻松、容易
3 = 如果我想，就可以
2 = 我需要努力才可以
1 = 我不知道这个应该怎么做

名字：

得分 内驱力	5	4	3	2	1
束缚					
自由					

---

① 参见［美］桑德拉·瑟尼·明顿《身心合一——舞蹈创意训练》，梅雪译，研究出版社 2013 年版，第 38—40 页。
② 参见［德］Susanne Bender《动作的身心意义：拉班动作分析》，李微笑译，中德舞动治疗师职业教育（第二阶段）内部资料，第 5 页。

续表

得分 内驱力	5	4	3	2	1
直接					
间接					
强力					
轻柔					
急速					
缓慢					

练习反馈示例："束缚的动作让我觉得好有力量，但时间长了会觉得累，自由内驱力的感觉太自由了，好放松啊；直接内驱力带给我的感觉是专注，间接就很开阔，但很累，感觉跟自己失联了似的，有点没着没落的；强力好爽，感觉自己很有力量，还希望力量可以更大，轻柔的感觉对于我来说好陌生，感觉世界都安静了，觉得自己美美哒；快让人好烦，身体里有股力量抗拒这个快速的音乐，但真的快速之后又觉得挺开心的，刚开始慢下来还挺不适应的，但慢慢地内心越来越平静。我发现其他人有的感觉跟我类似，有的很不一样，每个人的体验和偏好真的很不同，太有意思了。"

二、他人观察与评定

内驱力没有好坏之分，但是在不同的场合或者不同的职业需要不同的内驱力。作为团体带领者，我们需要知道成员想要发展什么样的内驱力，每一对内驱力元素中，单独的一个是不完整的，阴柔和阳刚兼具是很重要的。有时候参与者觉得自己在使用某种内驱力，比如，参与者尝试用力地做强力的动作，但实际只是用力，这个内驱力内涵的意图并不充分，实际上并没有做到，这就需要在评估的时候借助于其他人的观察来进行评估。

身心舞动练习（071）：内驱力镜像舞动

动作元素：内驱力

使用技术：镜像

练习步骤：每人做出一个内驱力动作，其他人观察并模仿，体会自己身体的感觉，给带领内驱力的人反馈，是否真的是所要表达的内驱力，并反馈如何做出想要表达的内驱力，比如，有人想做强力内驱力动作，但向上发力，可能无法真正使用强力内驱力，带领者或大家可以反馈：向上更能做出轻柔的动作，向下更能做出强力的动作，在做强力动作时更多地感受到内在的企图和意愿，带着内在的状态做动作等，再尝试做强力内驱力动作，重新评估。

练习变式：可以两人镜像，一个人以一种内驱力舞动，另一个人以同样的内驱力舞动，可以是同等程度，也可以是更大或更小程度，或者使用不同的内驱力。比如，两个人同时做强力的动作，彼此的观察和激发，可能会使一个人的强力内驱力得到开发而更容易呈现出来。

练习反馈示例："一个瘦弱的女孩做了一个强力内驱力的动作，带领者给予反馈：'是的，虽然她很瘦，但是她的动作是强力的。'对她的强力内驱力的评估及确认，使她感受到了自己的力量，更新了自我认知，这样的评估过程是一个人被看到、被承认的过程。"

身心舞动练习（072）：内驱力编舞

练习步骤：每个人设计一段独舞，里边包含所有的内驱力元素，在准备之后，依次展示，带领者观察并记录，看是否涵盖了所有的内驱力。

练习反馈示例："把所有的内驱力都放进来进行编舞，让我觉得好神奇啊，好像你什么都会了，比如既可以很有力量，又可以很温柔，觉得整个人都更完整了，就是有的内驱力我更容易使出来，有的内驱力需要更努力地去做才可以。"

第二节　基于内驱力的身心舞动练习

内驱力是有关一个人在内在动机推动下如何做一个动作，即动作的内容，强调舞动者内在的冲动、愿望、意图、情绪等，与舞蹈的表现力、表达力和感染力密切相关，让舞蹈充满丰富的内在力量与外在质感。本节基于内驱力元素的特点及心理意义，以单个的内驱力因素及不同组合设计了一系列身心舞动练习，强调尊重每个人的动作特质与风格，同时丰富与拓展它。

一、八个内驱力因素的特点及心理意义

拉班认为"一个动作的内在动机与其身体呈现之间有精准的对应关系"[①]，即动作的内在心理层面与外在可见的身体呈现紧密对应、密切相连。内驱力元素的特点及心理意义如表 12 所示。

表 12　内驱力因素的特点及心理意义

内驱力元素	内驱力因素	特点	心理意义	影响
流动：精确、流程、情感的流动	束缚流	动作是紧张、受限、随时可以停止的，身体是可控制的	认知：专注力 社交：谨慎、严肃、正式 情绪：控制、克制、压抑	感觉：我如何保持前进
	自由流	自由、自发、灵活的，身体是释放的	认知：新想法、新思路流淌 社交：散漫、放松、安全，灵活性强 情绪：放松、愉快、有趣	

①　[德]Susanne Bender：《动作的身心意义：拉班动作分析》，李微笑译，中德舞动治疗师职业教育（第一阶段）内部资料，第 9 页。

续表

内驱力元素	内驱力因素	特点	心理意义	影响
空间：注意力、关注点	直接	在内心里把注意力聚焦在一个特定的目标上，与空间中的单个事物建立清晰、明确的关系	认知：专注 社交：与人、事建立紧密的联系 情绪：陷入某种情绪	思维：我以什么态度接触空间
	间接	内心的注意力多焦点	认知：看到全局、归纳、多任务 社交：关注所有人，不深入 情绪：容易看到别的选择，容易放手	
力量：意图、目的、感受自己	强力	积极运用自身的力量	认知：决心、强烈的意愿 社交：愿意主导、引导、坚毅、果断 情绪：充分表达情感	意识：我的期望是什么
	轻柔	主动克服地心引力	认知：适应别人，与创造力有关 社交：灵活、得体，以柔和的方式坚持 情绪：敏锐、敏感、脆弱	
时间：判断力、内在抉择	急速	内心里觉得时间特别紧张，得加快速度，要不来不及	认知：快速做决定、思维敏捷 社交：急于做决定 情绪：情绪来去快	直觉：我何时需要完成一个行动
	缓慢	内心里觉得有用不完的时间，不等于动作慢	认知：谨慎、周全 社交：愿意陪伴、等待 情绪：平静	

二、基于八个内驱力因素的身心舞动练习

舞者通常经过多年的训练，其舞蹈是否有表现力在于是否使用了内驱力，当过于想要展示技巧时，就容易丧失内驱力。下边的内驱力身心舞动练习，强调内在情绪与生命状态的表达，让舞动充满

生命张力。

（一）单个或成组内驱力因素身心舞动练习

1. 控制与不控制的舞动

总体上，西方养育文化更强调个性、自由，中国传统教育文化更讲究孝道：要乖、要听话。同时，现代社会节奏很快，人们在快节奏的状态下，身体绷紧，以集中精力去应对，需要以自由流的动作进行平衡。束缚流对于走独木桥、完成某些精细动作、管理情绪等非常重要。

身心舞动练习（073）：任性小孩舞动 / 乖小孩舞动

内驱力元素：束缚流和自由流

心理议题：控制、自由、释放、压力等

使用技术：即兴舞动

练习步骤：

（1）想象你是一个乖小孩，每做一个动作、说一句话都会看看大人的反应，有情绪会忍着不表达，比如紧绷嘴、紧握拳头等。

（2）放束缚流的音乐，延续前边的感觉即兴舞动。

（3）甩一甩胳膊，晃一晃你的头，让自己的身体放松。

（4）带着这种放松的感觉，想象你是一个任性的小孩，感觉怎样都可以，你会怎么样撒娇？当你有情绪、不高兴的时候，就任由情绪表达出来。

（5）放自由流的音乐，即兴舞动，一个人舞动或与他人互动。

练习变式：

（1）日常生活。工作中需要承担责任，人们习惯于身体挺直、一板一眼，保持职业形象，下班回家可以在床上或沙发上"葛优躺"，从束缚流变为中性自由流，让身体得到放松和休息。

（2）甩甩舞。将身体中的压力、紧张通过甩不同身体部位的动作甩出去（自由流）。

（3）抖抖舞。抖动身体的不同部位和全身，让身体放松（自由流），将身体中的压力、紧张及其他不想要、不适合自己的情绪、想法等抖落。

除了自己跳甩甩舞、抖抖舞，也适合与伴侣、孩子一起跳，在互相陪伴中释放压力、放松身体，除了动作本身，压力也会因为彼此的陪伴而得到缓解。

练习反馈示例："做乖小孩好累啊，当自由地、想怎么样就怎么样去舞动时，觉得非常放松和享受，我感觉得到了扩展，可以更自由地舞动。""我感受到愤怒，但不能表现和表达，我紧握拳头，害怕失控，焦虑，蹲下，紧握拳头，压在头上，使劲压，然后松开手，能量未释放地喘气……"

2. 选择之舞

人们往往陷入非此即彼的两难选择之中，让过程慢下来，分别聚焦体验每一种选择（直接），再同时体验两者（间接），允许矛盾的感觉出现，留出足够的时间和空间去做选择。

身心舞动练习（074）：选择之舞

内驱力元素：直接与间接

心理议题：选择

使用技术：即兴舞蹈、外化

练习步骤：

（1）舞动者选择不同颜色的枕头或丝巾代表两种选择。

（2）依次靠近枕头或丝巾舞动，体验身体的感觉，将靠近过程中及靠近后的身心感受舞动出来。

（3）逐渐后退，找到一个合适的位置停下来，能同时看到两者，将过程中及停下来时的身心感受舞动出来。

（4）再选择两个枕头或丝巾，分别代表"同时选择两个"和"两个都不选择"。

（5）先以直接的方式，分别靠近每个枕头或丝巾舞动。

（6）逐渐后退并停下，同时看到选择1、选择2、同时选择1和2、1和2都不选择这四者并舞动，将过程中及停下来时的身心感受舞动出来。

练习反馈示例："后退一步，矛盾的感觉不断浮现和清晰，看到了选择的更多的可能性，感觉到了身体动作可以更扩展，心里的空间感觉也更大了。"

3. 力量之舞

人们往往陷入"过去"的负性体验中，以为自己没有力量，这影响他们目前的自我效能感与力量感，使他们感知到脆弱与无力。但是"现在"这个当下，个体拥有活生生的身体：会呼吸、有心跳、能走能跳，比"过去"的自己更高大有力。个体都曾经在生命的历程里体验到力量，让个体将有力量的意象或画面调取出来，通过"现在"的活生生的身体"动起来"，个体就能重新联结内在力量。

身心舞动练习（075）：力量之舞

动作元素：强力

心理议题：力量

使用技术：埃文舞动的创造性舞动、动起来（Mobilization）①

练习步骤：

（1）几个成员一组，每个人定格3个关于力量的意象或画面，

---

① 动起来"是一个方法，鼓励自创性的、自发的动作探索，以及动作、感觉的重新连接，会带来扩展的表达性和表现力"。（参见李微笑编著《舞动治疗的缘起》，中国轻工业出版社2014年版，第129页）

并尝试用动作呈现，将意象或画面"动出来"。

（2）从其中一名成员开始，分享3个意象或画面，并选择其中一个并将其"动出来"，其他成员见证。

（3）其他成员以自己的身体感觉这个意象与画面，以自己的方式"动出来"，此成员见证；其他成员分享舞动的感觉，该成员聆听。

（4）该成员以语言分享整个过程之后的想法和感受等。

（5）依次进行。

练习反馈示例："我的关于力量的3个意象和画面是：发怒的样子、英雄、破土发芽。我们一起舞动了发怒，在自己做动作和其他人做动作的过程中，更感觉到了发怒时的力量以及不完全失控，这让我对发怒有更多接纳，也开始联结发怒下的属于我的力量，从而更想探索表达愤怒的其他方式。"

4. "地盘"之舞

每个人都需要在这个世界上有自己的位置、空间，本练习可以播放原始部落的音乐，在玩乐的氛围中为自我空间而战。

身心舞动练习（076）："地盘"之舞

动作元素：强力

心理议题：边界、竞争等

练习步骤：伴随强力的音乐，用脚在地上有节奏地踩出属于自己的地盘，并将侵入自己地盘的人用脚步赶出去。

练习反馈示例："我的地盘我做主，原来我的腿和脚这么有力量。"

5. 情绪舞动

束缚内驱力让人的动作有控制，随时能停止，人压抑情绪时多呈束缚内驱力，人的内在也许情绪波澜起伏，外在却呈现了内敛、稳重的状态。中国人推崇与人为善，会压抑情绪。如果不能很好地管理自己的情绪，以不合适的方式在不合适的情境表达，会伤害自己与他人，特别是身边亲近的人。以不伤害自己、他人的方式释放、表达情绪，并合理、有效地控制情绪，是心理发展、心理健康的重要内容，这需要强力与轻柔、束缚与自由的平衡。

身心舞动练习（077）：情绪舞动[①]

动作元素：强力与轻柔、束缚和自由

心理议题：情绪控制、情绪释放

使用技术：即兴舞动

练习步骤：

（1）播放强力的音乐或者现场敲出强力的鼓点，调动起人们一直被压抑或者缺乏控制的情绪，有意识地以强力的动作（在不伤害自己和他人的前提下）进行表达和释放，也可以加入声音。

（2）降低音乐或鼓点强度，练习运用呼吸、双手互相按压、对身体部位的按压及自我暗示等方式使自己恢复到平静状态。

（3）再次唤起，再次练习恢复平静；反复练习，以使参与者可以灵活地控制情绪与动作强度。

（4）在恢复平静的过程中也许会有悲伤、委屈等情绪浮现，在低强度音乐下舞动，如果团体成员彼此之间熟悉、有安全感，可以互相拥抱，看见、允许彼此的情绪，彼此支持。

应用提醒：

（1）该练习要有明确的安全设置，确保情绪释放中不伤害自己与别人。

（2）该练习需要在团体足够安全的情况下实施，团体成员能允

[①] 根据以动作为基础的校园暴力预防课程"让学生在校园放下戒备——基于动作与亲社会技能的暴力预防训练课程"（Disarming the Playground–Violence Prevention through Movement and Prosocial Skills）中"自我控制与愤怒管理"的内容改编。

许情绪充分表达，达成疗愈。

（3）不引入情绪，只是进行从强到弱、从弱到强的动作的控制、转换，安全系数会更高；也可以从动作转换慢慢引入情绪的内容，循序渐进。

练习反馈示例："我是一直压抑情绪的人，特别是愤怒的情绪，有时候会胸闷，憋得很难受，这个练习让我真的跟着鼓点跺脚、甩头，还发出了声音，这真的是太爽了，刹车有点难，我大口地呼吸，握紧双拳，慢慢地平静下来，然后这样反复进行。感觉像冲浪一样，以为会被淹死，结果没有，结束后觉得累，但也很轻松，胸口乃至整个身体更轻松了，连呼吸都更通畅了。"

6. 速度舞动

"在这样一个快节奏的社会，很多人的工作是违逆内心时间驱力的。这难以避免地给人们带来过重的负担和身心痛苦。负担过重的情形包括，一个舒缓的人必须经常处于高强度高速度下工作，不可避免地会产生倦怠甚至过劳，因为工作环境与个性相悖。"①

身心舞动练习（078）：速度舞动

动作元素：快速与缓慢

心理议题：压力管理

使用技术：即兴舞动

练习步骤：

（1）放音乐，找一个同伴，两人跟随音乐共舞，找到共同的节奏；音乐中断，换不同倍速的音乐，去找另外一个同伴，两人共舞，找到共同的节奏；依次体验不同速度的音乐。体验不同速度音乐下身体的感觉，找到使自己感觉最舒服的那个速度。

---

① [德]Susanne Bender：《动作的身心意义：拉班动作分析》，李微笑译，中德舞动治疗师职业教育（第一阶段）内部资料，第63页。

（2）以此速度在空间中走动，体验此时此刻自己的呼吸、身体肌肉、脚踩在地板上的感觉，感受此速度与平时自己走路速度的差别。

（3）将这个速度放慢，再放慢，慢到极致，以这种极致的"慢"舞动；然后慢慢回到之前觉得最舒服的那个速度，慢慢加快，再加快，快到极致，试试以这种极致的"快"舞动。

（4）播放极快、极慢的音乐，试一试不管音乐节奏怎么变化，参与者都让自己以感觉最舒服的速度走动。

练习反馈示例："在舒缓的音乐里，或者在快速的音乐里，按照自己舒服的节奏走，真的是度假一样的享受；同时我发现动作慢与快原来可以这么极致……"

（二）内驱力因素整合身心舞动练习

1. 内驱力因素整合舞动

身心舞动练习（079）：内驱力因素整合舞动

动作元素：不同的内驱力元素

使用技术：舞动对话、镜像

练习步骤：

（1）将团体成员分成两列，面对面站立，队列 A 中的一人以一种内驱力发起动作，同一列的其他人镜像该内驱力动作，一起舞动；根据观看舞动的身心反应，队列 B 中一人以相同内驱力、不同动作（比如，队列 A 以缓慢内驱力舞动，队列 B 也以缓慢内驱力舞动，但动作不同）回应，或者同样动作、不同内驱力（比如，队列 A 慢速地做太极拳动作，队列 B 则做同样的太极拳动作，但速度是急速的）回应，或者以不同内驱力、不同动作（比如，队列 A 做慢速太极拳动作，队列 B 做急速拳击动作）回应，队列 B 的其他人跟随其共同回应，依次让舞动对话继续。

（2）结束后，团体成员想象将前边的动作对话连起来，会是一个什么样的故事，故事情节与名字是什么。

练习变式：

（1）两人一组，一人随意舞动，一人镜像其内驱力以相同动作舞动。

（2）三人一组，一人随意舞动，一人镜像其内驱力，一人不镜像。

（3）在亲子互动中，镜像孩子的内驱力，可以是相同动作，可以是不同动作，孩子会感觉到被看到、被允许、被陪伴。

2. 风景舞动

创造性舞蹈将想象力与身体动作、质感联结在一起，有效拓展身体动作多元质感。

身心舞动练习（080）：风景舞动

动作元素：不同内驱力因素扩展到身体的不同部位

使用技术：埃文舞动的创造性舞蹈[①]

练习步骤：

（1）可以注意到周围有其他人在，但是把注意力收回到自己身上，想象一个你喜欢的大自然场景，找出这个场景中最吸引你的部分，以自己的身体将它的质感、形状、颜色等舞动出来，之后将周围的环境也加入其中，将整体的风景舞动出来。例如，你想到的是在凉风吹拂下颐和园昆明湖中荷花盛放的美景，最吸引你的是荷花，那就将荷花的质感、形状、颜色舞动出来，之后再将荷叶、湖水的整体风景舞动出来。

[①] 笔者于 2015 年在由埃文亲传弟子 Iris Rifkin-Gainer 带领的埃文舞动工作坊中体验过本练习。

（2）转换角色，将在这个风景中的你的身体感觉舞动出来，以上边的例子来说，在这样的环境中，你的身心感受如何？将你自己的身心感受舞动出来。

（3）感受在上述两段舞动中，你共同的动作特质是什么。将这种特质带到身体较难实现的部位，做到你能做到的极致，比如，在以荷花舞动时感受到了轻柔的动作特质，在自己欣赏美景的舞动中也联结到了轻柔的特质，这种特质在背部很难做出来，那就用背部做轻柔特质的动作。

（4）重新舞动出风景中最吸引你的那个部分。

（5）写下动作特质及难以实现的身体部位，并分享。

练习反馈示例：一个较多运用强力的参与者拓展了轻柔和慢的质感："在刚才的舞动过程中，两个部分共同的动作特质是轻、慢，比较困难的身体部位还挺多：头、腿、脚、尾椎、背。以这个特质舞动是不熟悉的感觉，有点不是自己，很轻，很不费力，头晕晕的，舞动完觉得呼吸很通畅，内心挺平静的。"

三、不同的内驱力组合 ①

时、空、力三个内驱力元素包含对时间点的判断、对空间的关注、有意识地使用力量，经常呈现统整内驱力的人比一次只运用一种或两种内驱力要素的人能够更有效、有创造性地应对现实。基于内驱力的身心舞动相关练习，能够让人们在了解自己的内驱力偏好的基础上，扩展内驱力，从而使人们更多地呈现统整内驱力，有利于人们与现实密切联结，投入工作与生活中。三种内驱力元素同时

---

① 本部分内容根据笔者 2017 年参与 John Chanik 教授的拉班动作分析工作坊时学习的内容及中德舞动治疗师职业教育（第一阶段）内部资料整理。

存在形成了四种驱力，两种内驱力元素同时存在形成了六种状态。

（一）四种驱力（Drives）：三种内驱力元素的组合

1. 行动力（Action Drive）：空间、时间和力量三个内驱力元素同时存在。行动内驱力是统整的内驱力，共有八种基本动作，见表13。

表 13　八种基本动作及所包含内驱力

序号	八种基本动作	内驱力
1	漂浮 Floating	间接的、轻柔的、缓慢的
2	扭、拧 Wringing	间接的、强力的、缓慢的
3	挥、鞭 Slashing	间接的、强力的、急速的
4	甩、颤抖 Flicking	间接的、轻柔的、急速的
5	抹擦 Dabbing	直接的、轻柔的、急速的
6	滑动 Gliding	直接的、轻柔的、缓慢的
7	推动、施压 Pressing	直接的、强力的、缓慢的
8	重击、弹跳 Punching	直接的、强力的、急速的

2. 愿景力（Vision Drive）：流动、时间和空间内驱力要素同时存在，没有意图性，会注意周围的环境、空间。

3. 激情力（Passion Drive）：力量、时间和流动内驱力要素同时存在，沉浸在自我世界中，忘了周围在发生什么。

4. 吸引力（Spell Drive）：力量、空间和流动内驱力要素同时存在，无时间感。

（二）不完全的内驱力：六种内在状态

拉班将只有两种内驱力同时出现的情况称为不完全的内驱力，不同的组合呈现了不同的情绪状态，见表14。

表 14　内在状态及其内驱力要素与动作特点

序号	六种内在状态	内驱力要素	动作特点
1	觉醒状态 Awake State	空间和时间	这种状态缺少力量的使用，缺少对情境的评估
2	梦幻状态 Dream State	流动和重量	回到了内心世界，缺少对现实世界的感知，远离了现实的时间和空间
3	疏远状态 Remote State	流动和空间	在空间里流动，不在身体里，注意力在外部，动作没有意识、缺少判断，显得恍惚、孤立
4	当下状态 Near State	重量和时间	动作有意识、有判断，但对环境缺少关注，流动呈中性
5	稳定状态 Stable State	空间和力量	动作稳定、敏捷，意识明确但缺少判断
6	变动状态 Mobile State	流动和时间	动作灵动，个体较为被动，缺少对环境的注意，动作缺少意识

（三）四种驱力与六种内在状态的关联性

四种驱力是更容易看到、感受到的，其次是内在状态。进行内驱力评估时要先观察状态，再分析具体的内驱力，见表 15。

表 15　四种驱力与六种内在状态的关联性

四种驱力	行动力	吸引力	激情力	愿景力
关联的状态	当下状态	疏远状态	当下状态	变动状态
	觉醒状态	稳定状态	变动状态	觉醒状态
	稳定状态	梦幻状态	梦幻状态	疏远状态

四、基于内驱力不同组合的身心舞动练习

拉班认为，所有的内驱力元素及其组合方式都应该被训练及习得，为所有可能的生活情境建立平衡和完全的动作库。[①]

---

① 参见 [德]Susanne Bender《动作的身心意义：拉班动作分析》，李微笑译，中德舞动治疗师职业教育（第一阶段）内部资料，第 10 页。

（一）驱力舞动

身心舞动练习（081—084）：四种驱力舞动

练习步骤：播放与各种内驱力质感相对应的音乐，以指导语帮助参与者进入四种驱力，依次舞动，见表16。

表 16 四种驱力舞动的指导语及音乐示例

四种驱力	指导语示例	音乐示例
行动力	①这些动作在生活中会用得到，是非常具有功能性的动作，由此增加对动作的熟悉感。 ②依次说八种基本动作，提示每种基本动作包含的三种内驱力元素，让参与者做动作	不用音乐
吸引力	①两人一组：感受对方的能量，但是不碰到对方，同时运用强力、直接、束缚的内驱力，好像催眠一个人的感觉，感觉整个空间，感受能量是从哪儿来的。 ②慢慢地把强力变成轻柔，让动作更加自由，轻轻地碰触对方的胳膊和后背，让自己尽可能地轻柔。当你碰触对方时，感受到自己的身体更向上。以非常细微、精细的动作，轻轻碰触对方的身体，甚至是头发，想象让对方感觉到放松。 ③慢慢地到腿部，有力地触摸，帮对方找到扎根的感觉。 ④交换角色	① Vienna Boys Choir *My Heart Will Go On* ② Luka Bloom *I'll Walk Beside You*
激情力	这个部分是自我加上时间，加上增加／减少对身体控制的感觉，不关注空间，不关注周围的世界。是充满活力、忘我而多变的，让自己感觉到有很多的情感、能量，沉浸在自我的世界中，热情，有感召力和感染力	Ivy Levan *I Don't Wanna Wake Up*
愿景力	能够很好地注意周围的环境、空间，关注空间的同时思考，在头脑中勾画场景，但是没有意图性，想象非常有愿景，可以看到整个空间，可以看到更远的地方，带着很好的设计与计划舞动	松江儿童合唱团《明天会更好》

练习反馈示例："动作有这么多质感的可能性，带出来的心理感受也各不相同，让我体验到作为一个人的完整感与丰富感，觉得好过瘾啊。行动力的八种基本动作，让我感知到，我在日常生活中能

调用各种动作质感做不同的事情，这些让我对自己的动作和自己本身有了更多的信心。其他几个驱力元素也是如此，不论是催眠一个人，好像自己拥有神奇魔法和魔力的吸引力，还是沉浸在自己的世界中充满激情和情感地忘我舞动的激情力，或者是充满憧憬、愿景的广阔时空感的愿景力，都扩展了我的身心体验，拓展了我生命的可能性。"

（二）六种状态舞动

身心舞动练习（085—090）：六种状态舞动

练习步骤：大部分人在日常生活中以不同状态存在，引导人们联结日常生活中的状态，播放相对应的音乐，以指导语帮助参与者进入六种状态，依次舞动，见表17。

表 17　六种状态舞动的指导语及音乐示例

六种状态	指导语示例	音乐示例
觉醒状态 Awake State	注意力在空间，但没有内在意图，缺少判断力，可以感知到时间，舞动是童真的、基于信念或经验的，可以回忆小时候曾经学习的舞蹈动作，试着把动作的样子比划出来	胡立伟《快乐的钢琴》
梦幻状态 Dream State	流动要素使得舞动是非常精确的，但是没有对外在世界的感知，把注意力收回到内心世界，内在世界是清晰的，可以试着闭上眼睛，体验冥想状态下的舞动	齐豫《橄榄树》
疏远状态 Remote State	继续保持精确的流动（自由的或束缚的），同时睁开眼睛，让自己的注意力集中到周围的空间，感知自己在空间中的位置，可以聚焦于空间中的某一个物体或人，也可以让自己注意到整个空间，在空间里流动。因为把所有的注意力都聚焦在外部，动作缺乏意识、意图，身心分离	Phigma《秋风片片》

续表

六种状态	指导语示例	音乐示例
当下状态 Near State	舞动的时候感知你在每个动作上所花的时间,感觉到你有足够的时间完成此时此刻想做的动作,然后慢慢地感觉时间匆忙,你必须在有限的时间里完成你想完成的舞动,你的注意力集中在时间和你想要完成的动作上,注意力感觉不到周围的人和空间,动作是否精确也不是重点,你的注意力都集中于你想这样舞动及这样舞动所花的时间上	群星《Forest Vierge 绿色的森林》
稳定状态 Stable State	继续以你想要的方式舞动,感觉到自己的意图,动作稳定、敏捷,但不在乎动作是否精确,放掉对时间的在乎,把注意力扩展到周围的环境与人上	那英《春暖花开》
变动状态 Mobile State	把注意力放在你的手上,让你的手呈现束缚的动作,现在让这个动作快一点,快两倍;现在让慢一点,再慢一点,慢到最慢;现在让这个动作更自由,又慢又自由……然后再快,再快……再慢,再慢……感觉自己的手和整个身体像木偶一样被指导语牵着走,没有自己的意图,也没有对环境的关注,只是按照指导语去做	①薄彩生《蛟龙洗巷》 ② Wayne Gratz *A Time For Us*

练习反馈示例:"在这个练习中,我发现我在很多时候不完整地存在于这个世界上,但这些状态也都有某种程度上的现实意义。比如,在繁忙的工作之后,闭上眼睛进入清晰的内在世界,与自己安静地待在一起,何尝不是一种享受;在工作中,有时候跟随外在工作环境的要求,调整自己的节奏,只是自动化地去做事情,也是节省能量又能完成任务所需要的。知道有很多状态的可能性,在当下有觉察,调用最省力的状态,何尝不是一种人生智慧啊。"

舞蹈在本质上是一门动觉艺术,以身体、动作表达思想与情感。内驱力理论架起了人们身与心之间的桥梁,以此为基础进行身心舞动,有助于整合参与者的身心。贴近舞蹈参与者的内驱力就是贴近他们的内在生命,可以让更多的人高品质地体验舞动。

第七章·方向性动作身心舞动

　　方向性动作（Shaping in Direction）的基础是形塑流。仅仅有形塑流是不够的，发展出方向性动作意味着更清晰、更明确、更外显的态度。方向性动作包括：水平维度的两侧／交叉，垂直维度的向上／向下，轮面维度的向前／向后。方向性动作对个人的清晰感、目标感、表达的准确性、沟通的直接性、人际间的边界等有非常重要的作用。而能够有非常完整的方向性动作对我们每个人而言都很重要。理想的状况是我们可以做到非常清晰的方向性动作，对自己要去哪里、如何处理自己与外部关系非常明确，而不限定在方向性动作当中，比如总是简单的、直接的，容易给人一种不可靠近的感觉，或者总是奔向一个个目的地，这也会带来很多身心的困难。

第一节　方向性动作的基本理论

　　方向性动作是简单、直接、清晰、明确的，对于说的 Yes 和 No 是非常清晰的，方向性动作呈现的质感也是非常有目标感的，很多商务人士或者其他目标导向的人方向性动作很多。方向性动作也是有效率的动作方式。如果一个人仅仅依靠方向性动作工作和生活也是不行的，很多工作狂很可能沉溺于各种目标达成，隔离了情感、情绪、深入的关系，这也预示着很多困难和挣扎。清晰有效地使用方向性动作非常重要。假设一个情境是这样子：一个男性向一个女性靠近，而这个女性身体往后收缩，女性是想要表达远离的，而这个拒绝的信息比较隐蔽，如果这个男性不够敏感，他可能并没有收到这样的信息。女性有可能做出的选择是以清晰的后撤替代仅仅是身体形塑流上的变化，这样的表达就更清晰明了。或者当一个人不想接近一个人时，可以不去那个人的方向。相反，如果想要表达的是靠近一个人、靠近一个目标，而实际上呈现的是前后犹豫，或者左右摇摆，那样可能也会让我们并不能真的靠近一个人或靠近一个目标，因为传递的信息模棱两可、模糊不清。希望我们真正舞动的时候，能够做到清晰和有效。清晰的目标和清晰的表达，有助于有效率地生活和工作。方向性动作和方向上的塑形有很大不同，方向上的塑形涉及整个身体的卷曲变化，塑形中的身体在三个维度空间上的变化是更立体的，而方向性动作虽然也是整个身体的参与，也有三个维度空间，但是它呈现的是更简单、更清晰的线条和质感。

　　方向性动作包括：水平维度的两侧／交叉，垂直维度的向上／向下，轮面维度的向前／向后。

　　两侧、向上、向前都是开放的身体塑形，而交叉、向下、向后则是闭合的身体塑形。

根据凯斯腾伯格对方向性动作的研究[①]，发现其主要功能包括：

·定位空间中的物体或者人物

·用来建立边界，防范他人或物体

·建立空间中人际关系的连接

·促进个体抽象思维和语言的发展

·促进动作句子的形成与发展

[①] 参见赵妍主编《舞动治疗：舞蹈与心灵的对话》，知识产权出版社 2018 年版，第 53—54 页。

第二节　方向性动作身心舞动练习

一、方向性动作练习

1. 左右方向性动作练习

身心舞动练习（091）：左右方向性动作练习

动作元素：两侧、交叉

心理议题：有无目标，聚焦与否

使用技术：身体练习

练习步骤：

（1）自然站立，双手臂向左伸直，眼神也看向左边的一个点，向左行走。

（2）回到起点，双手臂向右伸直，眼神也看向右边的一个点，向右行走。

（3）双手交叉于胸前，向内聚焦，确定自己的一个关注点，重复做这个动作，直到自己感觉更清晰。

（4）向两侧打开双臂，心中无目标，只是打开，尝试放空的感觉。

练习讨论：做这个身体动作练习的时候，你有什么感受，有什么联想？

练习反馈示例："曾经经常有人跟我说，看不太懂我，我在反思是不是我向外传递的信息不够清晰。当我分别向左、右伸直双手臂并向左、右走的时候，我要清晰的感觉更确定了。当我体验放空的感觉时，自己感觉到舒服，因为这样不用努力地'感觉'。如果选择向左边走或者右边走，会担心错过一些什么，但多走几遍，反而更加确定想要什么。"

2. 上下方向性动作练习

身心舞动练习（092）：上下方向性动作练习

动作元素：向上、向下

心理议题：确定、扎根、目标

使用技术：特定方向的即兴舞动

练习步骤：

（1）让自己中正自然地站立，双脚和双肩同宽。

（2）手臂向上伸，自己来决定手做什么动作，可能是抓，可能是推，也可能只是伸直手指头，可以尝试一只手一只手地探索，也可以双手同时向上探索。

（3）尝试用双腿向下探索，看看腿和脚直接向地面时可以做一些什么动作，尽量一次一个动作，一个动作多重复几次。

（4）慢慢回到中正的位置，静默 5 分钟。

练习讨论：在上下方向性动作练习中，你有什么发现？在这个过程中有什么意象出现吗？如果邀请你来写一写，你会写下什么文字？

练习反馈示例："我更喜欢向上的探索，我最喜欢向上去抓取的感觉，这大概是因为我一直特别希望得到一些东西。向下探索的时候，我发现我最喜欢做的是向下踩。做完这个练习，我脑海里会出现美国的自由女神的形象。对我个人而言，我想要获得心的自由、独立，渴望摆脱现在的一些困境，而我现在要扎根。我一直有向上的渴望。"

3. 前后方向性动作练习

身心舞动练习（093）：前后方向性动作

动作元素：向前、向后

心理议题：接近与远离，主动与被动

使用技术：结构化的舞动探索

练习步骤：

（1）邀请所有团体成员在这个空间里做前进的动作，当不能前进的时候，转换一个方向，当感觉内心清晰时再转一个方向。

（2）邀请所有成员在这个空间里后退——只是身体的后退，当不能后退的时候也换一个方向进行。

（3）所有成员自己决定什么时候前进、什么时候后退。

（4）停下来，静默 5 分钟。

练习变式：个人可以在自己的任何安全空间做这个练习。

练习讨论：前进与后退，你比较倾向于哪个？你对自己有什么联想？把你的联想与心得写下来。

练习反馈示例："我更喜欢前进，不太擅长后退，我更喜欢向前的感觉，似乎总有一种力量让我向前，在很多时候我是比较主动的，比较少被动。作为女性，我这样主动的个性有很多好处，特别容易接近自己想要接近的目标和人，但是也会带来一些苦恼，比如，有时候别人会说我不够矜持，也会给那些被动的人带来压力。后退的部分也是我需要学习的。后退的时候，也给别人机会。后退让我变得更冷静一些，远离一些不合适的事情。"

二、方向性动作的应用

1.边界身心舞动

叔本华说，人就像寒冬里的刺猬，互相靠得太近，会被刺痛；彼此离得太远，又会感觉寒冷。拥有边界感，守住自己的底线和原则，才能为自己带来尊重，才能拥有舒适的人际关系。个人边界是指我们建立起来的身体的、情感的、精神的界线，用来保护我们不受他人操纵、利用和侵犯。个人边界可以形象地理解为我们常说的底线和原则，让我们知道自己可以接受什么，不能接受什么，以及当别人越过界线时，自己该如何应对。

身心舞动练习（094）：两人探索身体边界

动作元素：方向性动作

心理议题：边界

使用技术：角色动作对话

练习步骤：

（1）找伙伴，分饰A、B，A保持不动，眼睛睁开，保持对自己的觉察，B走到距A 3—5米的地方，向A一步步移动，A感受B带给自己的感觉，当觉得自己不舒服时，立手掌做"停"的动作，B停止移动。A收手，闭上眼睛，把注意力放在自己的内在，感受此刻内心的感觉，如果觉得可以，再度睁开眼睛，请B再次靠近，直到A找到B与自己适合的距离。

（2）两人分享。

（3）交换角色，重复上述步骤。

（4）分组，每组6—8人。

（5）感受一下自己的安全距离，每组围成圈，一个人在圈内，感受其他人，他们在自己的内心被想象成生活中不同的角色和关系，什么样的距离最舒服，圈内的主角通过手来调整周边的人与自己的距离、姿势，不限次数，直到主角感觉满意为止。每个人都会成为中心的主角。

（6）分享对自己的了解和刚才的感受是否一致，有什么新的发现。

（7）用圆圈绘制不同人际关系的心理边界。

练习讨论：你对人际边界有什么发现？你平时是一个边界意识很强的人吗？边界对你意味着什么？边界的保护对你有什么好处？

练习反馈示例："通过这样的身体边界练习，我对边界有了更清晰的认识，以前以为边界是一个僵化的状态，后来发现并不是这样，边界是灵活的，可能遇到感觉温暖的人，就愿意让对方多靠近一些，而遇到有些冷冷的人，更希望保持距离。总体上我更希望大家不要离我太近，太近会让我有窒息的感觉，我想要自由的空间。"

身心舞动练习（095）："停"与"不"的棍子之舞

动作元素：向前、向后

心理议题：力量、边界

使用技术：动作游戏

练习步骤：

（1）每个人拿一根棍子，在空间里走动，感受这个棍子的重量、质感，感受你拿着这根棍子的感觉，感受你看到别人拿棍子时的感觉，以最大的动觉范围舞动你的棍子，然后慢慢地探索以棍子表达力量的舞动，聚焦于以前进、后退的动作表达力量。

（2）将参与者分成两列，面对面站立，每个人左脚向前、右脚向后弓步站立，感受身体的扎根。用双手紧握棍子，发力时，不只是胳膊发力，感知力量从脚部，通过身体中心，传递到双手。右脚、身体与手臂同时往前，发出"哈"的声音，两人的棍子不能碰上。两个人同时往前，感受自己和对方的力量。

（3）在空间中走动，找一个新的伙伴，两人的棍子不能碰上，彼此的目标都是用棍子让对方退后，在你的动作中，要非常清晰地表达出"停""不"。换一个同伴。

如第一章所述，责任阶段与力量相关，在团体经历了融入阶段，有冲突与力量开始展现的时候，借助于道具，引入设立边界、体验并释放力量的活动是很重要的。这一方面可以提升参与者以动作释放、表达力量的能力，另一方面也可以引导团体进程向开放阶段发展。

活动反馈示例："棍子给我的第一感觉还是有点吓人的，以最大的动觉范围舞动时也有点小心翼翼，生怕打着别人或者被别人打着。再回到以前进、后退的动作表达舞动时，内心的控制感和安全感就更强了。在两列表达时，因为有明确的结构，知道彼此的棍子不会碰上，更多地感觉到的是力量。在空间里与不同人表达'停'与'不'时，遇到了不一样的伙伴：第一个伙伴很有力，很坚持，在与他互动中被激发出了很多力量，两人在僵持的过程中，很爽也很累；第二个伙伴就更爽了，哈哈哈，他被我逼得往后退，天啊，我这么有力量……"

身心舞动练习（096）：战斗之舞

动作元素：向前、向后

心理议题：安全地释放攻击性

使用技术：动作游戏

练习步骤：

（1）站成两列，两列间有一段距离，两列的人一一对应站立，在两列中间的位置放置丝巾或毛线作为分界线。

（2）说明活动规则，两列的人比赛，音乐结束时，被逼退到分界线后的人多的队列失败，另一列获胜。

（3）放节奏跌宕起伏的音乐，以向前并展示力量的动作提升士气，保持持续"斗争"的状态并逐渐向前，走近彼此。

（4）当两列的人走近时，不许有身体接触，以动作、气势将对方逼退到分界线后，按照规则判定哪列获胜。

（5）每个人以"向前是／向前让我感觉／向前带给我"之类的

由"向前"作为开头的语言分享自己的感受。

练习反馈示例："向前是充满力量的""向前是一鼓作气的""向前让我战胜了对方""向前好累""向后让我联想到退缩"，等等。

2. 确定目前的处境

有时候生活就像一团乱麻，心里像长了草一样，那个时候是一种迷失的状态，方向性动作对明确自己的目标非常有帮助。

身心舞动练习（097）：确定目前的处境的身心舞动练习

动作元素：方向性动作

心理议题：整理、清晰化

使用技术：多模态（绘画、舞动、书写等）

练习步骤：

（1）分类（如工作、生活、情感、关系、意义、健康、金钱等），画或写下来目前的处境。

（2）把这些处境制作成不同的卡片，摆放在一张A4纸的不同位置，上中下，左中右，看看这些卡片怎么摆放比较符合当下的状态。

（3）用方向性动作来探索这些词，左边的词用左边的方向性动作来探索，以此类推，直到所有的词都被探索到。

（4）重新去整理、改写那些词，摆放那些词，可以立体地摆，直到自己觉得满意为止。

练习讨论：通过这样的探索，你对自己的现状和处境有什么理解？你对自己的整幅图画有什么调整？当下你可以从什么地方开始？

练习反馈示例："情感的事情，家庭的事情，工作上的事情，一些人际关系上的事情，还有财务的情况，所有东西都放在一起，心里还是挺乱的，总是希望能够赶紧解决所有的问题，能够变得不一样，却发现所有事情都搅在了一起，无法抽身去解决那个最需要解决的问题。因为问题太多，自己有些无从下手了。当这样探索之后，发现最需要解决的是现在可以解决的事情，自己可以做到的事情，最基本的是要确保自己后面的事情不会变得更麻烦。我这样把事情搁在不同的方向上去探索，情况慢慢变得清晰：有些事情是无法控制的，只能暂时放下。正是因为没有经常整理自己的生活，生活才变得被动。应该及时整理，及时行动，也及时放下一些人和事情，让自己更清晰地生活。"

3. 清晰有力地回绝

身心舞动练习（098）：在安全的"侵犯"中练习清晰有力地回绝

动作元素：边界实验

心理议题：自我退缩与清晰拒绝

使用技术：两人角色动作演练

练习步骤：

（1）两人一组，每人拿一个抱枕，A 扮演侵犯者，B 扮演被侵犯者，B 体验两种反应：直接——用手往前阻挡，不允许被入侵（方向性动作）；躲避——身体收缩，受害，感觉不安全（形塑）。

（2）然后 A 和 B 交换角色体验。

练习讨论：对于方向性的动作与身体收缩，你的体验是怎样的？什么时候你用身体收缩来应对侵犯？什么时候你又能够做到清晰地保护自己呢？

练习反馈示例："如果我自己不是很清晰，比如对方身上有诱惑我的地方，而隐约感觉到不舒服，就会比较犹豫，就是身体轻微地躲避，而不是清晰地后撤或者直接用手挡住，还有些时刻是有矛盾与内在冲突的。或者是因为对方特别凶狠的样子，自己被吓住，就只能本能地往后缩，而不能坚定地用方向性动作阻挡。为了更清晰、确定自己的感受，我需要多做方向性动作。"

4.Say yes 清晰积极正向的目标

身心舞动练习（099）：确定积极正向目标的方向性舞动

动作元素：方向性动作

心理议题：清晰、确认

使用技术：结构化舞动

练习步骤：

（1）手掌呈散掌向上（或散掌向里侧），在身体的四面八方做方向性动作，换不同方向接受那些你觉得生命中对你真正有滋养的人、事、物。

（2）身体向不同方向快速地前进，去到你真正想要去的感觉当中。

（3）慢慢地找到自己的方式停下来，静默 5 分钟，去体验当下的感受和身体感觉。

练习讨论：你真正想要的是什么？你真正在乎的是什么？你对什么是确定的？你对什么说"是的"，这就是你想要的？你值得拥有你想要的生活。

练习反馈示例："我确定我要吃有营养的食物，要以愉悦、信任的心去做自己想做的事情，和感到舒服的人相处，说自己觉得符合当下心境、关系的话，相信自己可以按照自己的节奏去生活，相信别人也有他们自己的节奏，以更平和的心态应对不符合自己期待的情况，以更有力、清晰的方式去回应一些让自己感觉不太舒服的事情，尊重身体的节奏，每天好好吃饭，好好睡觉，安心踏实地做一些可以做的事情。"

5.Say no 的方向性身心舞动

如果存在很多讨好行为，这个练习非常必要。经常有人默许一些使自己很难受的事情发生，讨好者很多时候非常辛苦，他很可能压抑了很多自己的需求和感受。很多讨好的行为背后其实是害怕关系被破坏，而实际上没有能力说"不"的人也很难建立真正的关系。

身心舞动练习（100）：Say no 的方向性身心舞动

动作元素：方向性动作

心理议题：拒绝、设立边界

使用技术：身体练习、结构化舞动

练习步骤：

（1）身体挺拔，双脚稳稳地踩在地面上，手以立掌推开的方式向不同方向做方向性推，同时要说"我不要"或喊出"No"。

（2）以扎马步的方式（或自然有力的方式）站立，手握成拳头，从身体核心向不同方向发出击打的动作，向前向后，向上向下，向左向右，同时要说"我不要"或喊出"No"。

（3）以手臂弹走，甩手臂，以及腿踢开、踹开等方式来表达你不喜欢的部分。

（4）找到一个保护自己边界的动作。

练习变式：两人一组，手掌对手掌练习第一个步骤；第二、三步骤可两人一起或者团体一起，向不同方向击拳、弹走、甩开、踢开等，相互支持中更能激发彼此的表达，注意不要触碰到彼此，安全第一。

练习讨论：你想对什么说"不"？你已经对什么说了"不"？你还想对什么说"不"？当你说"不"的时候，你体验到什么？如果要更好地说"不"，你的身体和心理还需要做什么样的调整？

练习反馈示例："我要对我不能做的事情说'不'，对不信任的感觉、自己不喜欢的人的追求，清晰地说'不'，对一时完成不了的任务说'不'，对别人的误解和污蔑说'不'，对晚睡、不好好照顾自己的身体说'不'，对对手机的依赖说'不'……为了能够更好地说'不'，我要对自己的需求和感受、身体的需要和感觉负责，也要训练我身体核心的力量，如腿部、腰部、胯部、脊柱等的力量。"

6. 边界与爱平衡的身心舞动

每种动作质感都有价值，没有好坏之分……有的时候我们像棍子，有的时候像丝巾。我们需要"清晰"或"灵活"，比如，谈判的时候需要"清晰"，我们称为棍子，所以棍子是有用的……我们要知道自己的偏好，如果是丝巾，我们总是适应，很难设立边界，拖延。有的时候在一个情境中，如抚养小孩，我们既要做棍子，也要做丝巾；我们总是做棍子，就不能和小孩发展关系；我们总是做丝巾，小孩就不会有边界或控制感。

身心舞动练习（101）：边界与爱的平衡的身心舞动

动作元素：方向性动作与形塑

心理议题：界线与允许，坚定与温柔等

使用技术：道具使用、意象化舞动

道具：棍子、丝巾

练习步骤：

（1）分别在两首音乐中体验和棍子、丝巾一起舞动。

（2）依然在两首不同的音乐中体验不一样的舞动：第一种是自己有棱有角地舞动，非常有边界，有框框；第二种是非常没有棱角，非常柔软、非常有曲线地舞动。

（3）静默 5 分钟，体验当下的感受，看看有什么意象或者画面浮现。

练习讨论：你的体验是怎样的？你有哪些词语冒出来？你会有什么样的联想？对此有什么样的发现？

练习反馈示例："与棍子舞动的时候会有这些联想词：船桨、擀面杖、拐杖、有空间感、束缚、笨重、顺着棍子、锄头、按摩用、安全、不安全、适应它、难看、力量、距离、支撑、负担、重量大、需小心……与丝巾一起舞动的时候会有这些联想词：漂亮、易控制、变形、包裹、连接、亲密、柔和、舒展、可以踩、可以揉、可以很危险、飘逸、有速度感、自由、灵活、可以相互适应……我更喜欢与丝巾一起舞动，我更喜欢柔软的东西，也更喜欢灵活、自由的感觉，很少使用棍子，不喜欢那么有棱角的样子，而实际上我内心是有棱角的，只是我很少呈现我的棱角，真正了解我的人知道我是一个有着自己追求的人。或者我还是有些担心过早地呈现棱角会让别人远离自己，在与家人相处的时候自己就会呈现这个部分。"

7. 用方向性动作进行人际关系探索

身心舞动练习（102）：方向性动作下的人际关系距离探索

动作元素：方向性动作

心理议题：清晰沟通，有距离的沟通

使用技术：动作对话

练习步骤：

（1）一人用方向性动作舞动。

（2）两人一组用方向性动作舞动。

（3）六人一组一起用方向性动作编排一个舞蹈片段。以方向性动作两人共舞。

练习讨论：整个舞动下来感觉怎么样？你们的距离远近怎样？你们的沟通、互动和合作如何？

练习反馈示例："感觉这样的关系比较难以深入，非常官方的感觉，我们是有距离地接触，很难有深入的谈话，只是比较表面的联结，这种关系不容易有纠葛，是比较清晰的关系，现实生活中有些关系就属于这样的关系，可能不需要深入，只是有一个表面的接触。如果很多关系都是这样的关系，而没有深入的关系，很容易感觉到孤独。和谁都亲密是一种危险，和谁都不亲密更是一种危险。"

8. 方向性动作与形塑相遇探索人际关系的身心舞动

身心舞动练习（103）：方向性动作下的人际关系亲密度探索

动作元素：方向性动作、形塑

心理议题：人际矛盾与人际和谐

使用技术：动作对话

练习步骤：

（1）平躺，感受形塑的变化（音乐 Blood Ruby *Underwater Place*），慢慢站立起来，做方向性动作（音乐 Bereana Louvore Adoracao *Cante a Criacao*）。

（2）两人一起以方向性动作舞动。

（3）一人用形塑，一人用方向性动作来舞动。

（4）两人一起用形塑来舞动。

（5）绘出或写出不同舞动的感受，把浮现的意象和画面呈现出来。

练习讨论：整个舞动下来感觉怎么样？在不同的舞动中你们的距离远近怎样？你们的沟通、互动和合作、亲密程度如何？

练习反馈示例："我发现一人用方向性动作，另一人用形塑，这种感觉很难受，让我联想到我遇见的一个男士，他在商业上非常成功，但是很难建立亲密关系，他总是在各种方向性动作当中，他对亲密关系很难信任，他的身体也呈现了非常僵直的状态，很难放松下来。而两个人一起用形塑来舞动的时候，能感觉到彼此的适应调频，感觉很柔软，很有情感性，太享受了。现在的都市生活让人与人之间的距离太远了，要想获得亲密真是一件不容易的事情。很多夫妻也因为长时间没有亲密的感觉而分开。"

第八章·塑形身心舞动

在拉班动作分析体系中，形塑的内容包括形塑流、方向性动作与塑形，它"描述了身体和动作在空间中制造出的各种形状……塑形有明显的身体界限，它塑造了物体的形状，或在周围空间生成明显的形状。形塑流是发生在身体界线内部的运动，如呼吸"①，"形塑流反映的身体形状的改变是纯粹的内在自我的状态，此刻的焦点不是外在的环境"②，在身心舞动练习中，带领者给出指导语后，可以细致观察参与者的形塑流变化，以判断此练习对于参与者而言的适宜程度，以及带领者与参与者的距离是否适宜等。在日常生活中，也可以作为人际互动的重要参考，比如，喂孩子食物时，他们身体、面部的形塑流变化是真实的他是否愿意继续吃的表征，要观察与尊重。"形塑流发生在个体的身体内部空间，并可以创造内部动作的流动性。通过身体进行呼吸的运动就是一种形塑流行为。"③ "形塑流动作能舒缓人的心情，让人更加扎根于自己的中心。如果人们长时间做这样的动作，就能够进入很深的内心世界。冥想的技术就是关注呼吸，强调对形塑流的觉察。"④ 在"回归身体"一章有很多关于呼吸的练习，本章对形塑流的其他内容不展开论述。

"塑形就是动作让身体的部位或整个身体发生多维度凸（向外）凹（向内）的变化，以适应他人、他物或互相适应……塑形时，关节肌肉组织的不同功能必须不断地调整、协调，以达到身体适应的

① ［美］苏济·托尔托拉：《动作的沟通力量：与孩子的舞动对话》，廖彬彬译，厦门大学出版社2018年版，第112页。
② ［美］苏济·托尔托拉：《动作的沟通力量：与孩子的舞动对话》，廖彬彬译，厦门大学出版社2018年版，第129页。
③ ［美］苏济·托尔托拉：《动作的沟通力量：与孩子的舞动对话》，廖彬彬译，厦门大学出版社2018年版，第224页。
④ ［美］苏济·托尔托拉：《动作的沟通力量：与孩子的舞动对话》，廖彬彬译，厦门大学出版社2018年版，第131页。

最佳状态。"① 塑形为建立复杂的关系创造了具体的结构，也是心理、生理上的进步与发展。小朋友将手伸向球的方向性动作还无法与球建立直接的关系，当他可以抱住球，身体形状适应球的形状时，也意味着建立关系能力的进一步发展。塑形动作使人们在保有内在自我感、完整性的基础上与自我、他人和他物建立联结的能力得到提升。拉班的学生兰姆将塑形与内驱力一起研究，并将其变化总结为水平面、垂直平面和轮面三个平面上的塑形。以下各节内容均包括两个部分：一部分是此平面上塑形的身体动作特点及心理意义②，另一部分是在此基础上的身心舞动练习。

① [德]Susanne Bender：《动作的身心意义：拉班动作分析》，李微笑译，中德舞动治疗师职业教育（第一阶段）内部资料，第 48—49 页。
② 参见 [德]Susanne Bender《动作的身心意义：拉班动作分析》，李微笑译，中德舞动治疗师职业教育（第一阶段）内部资料，第 51—63 页。

第一节　水平面塑形身心舞动练习

一、水平面塑形身体动作特点及心理意义

水平面上的塑形是闭合与打开，见表18。闭合与内驱力的直接、方向性动作的交叉具有亲缘性。闭合与打开有各自的功能，两者的平衡发展很重要。如果一个人呈现太多的打开性的动作，可能与其内在感受到的得到的爱、关注不够，有匮乏感、不满足感有关。如果一个人呈现很多闭合性动作，可能与内在的封闭有关，他们更愿意在两人或小团体中与人互动。

表 18　水平面塑形的特点、心理意义及亲缘关系

水平面塑形	身体与动作特点	心理意义	内驱力	方向性动作
闭合	搂住他人时身体闭合，与对方身体适应，呈现收拢、凹陷的身体塑形	认知：将素材集中、推导、巩固、归纳 社交：将人聚集起来、占有、排他	直接	交叉
打开	拥抱他人时，先张开双臂，视野及空间广，身体呈开、凸的塑形	认知：思路敞开、全局视野 社交：愿意与人联结	间接	两侧

二、水平面塑形身心舞动练习

本部分内容以海星、含羞草、树等意象引导参与者以个人、两人互动等方式体验二者的平衡，同时将之与给予、接收的心理议题

相结合。

1. 开合舞动

身心舞动练习（104）：开合舞动

动作元素：闭合与打开、身体中心与四肢的联结

心理议题：身体联结与拓展

使用技术：即兴舞蹈、创造性舞蹈

练习步骤：

（1）功能性动作体验：分别体会手、手腕、手肘、肩关节的开合，体会脊柱一节节下去的合，一节节起来的开，体会髋关节、膝关节、脚腕的开合，带着觉知尝试以上所有部位同时开与合。

（2）以即兴的方式，尝试不同的开合组合方式。

练习反馈示例："感受到身体自由自在，中心和四肢互相联结在一起的感觉，很享受。"

2. 含羞草舞动

身心舞动练习（105）：含羞草舞动

动作元素：闭合与打开

心理议题：身体联结与拓展

使用技术：创造性舞蹈

练习步骤：

（1）两人一组，呈站立姿势，分为 A 与 B，A 以身体舞动代表含羞草，B 扮演在旁边刺激含羞草的人，当 B 以手指、手掌触摸含羞草时，含羞草做不同程度的闭合，然后打开。

（2）在双方确认彼此可以接触身体之后，B 以手指触摸"含羞草"的不同身体部位，害羞的"含羞草"将此身体部位合起来，慢慢合到最小，闭合意味着临近的身体部位离得更近，然后再慢慢地展开，展开到最大，展开意味着扩展两个临近的身体部位间的空间。

比如，B 以手指触摸 A 的某一根手指，这根手指就闭合再打开，也可以刺激 A 的手掌，整个手掌就闭合再打开，刺激肩膀，肩膀就闭合再打开等。比如，B 以手指触碰 A 的手腕，A 就让手掌与手肘更加靠近，然后手掌和手肘再离得更远而展开；B 刺激 A 的手掌，A 的手指和手掌就更加靠近，然后手指和手掌离得更远而展开。

（3）B 给予的刺激面积越大，A 要动的临近的身体部位就越多，B 以整个手掌给予刺激。比如，B 将手掌放在 A 的背部，A 的整个背部闭合再打开；当 B 以双手刺激时，A 整个身体闭合到最大限度的蜷缩，即身体上半部分向下，使其可以尽量接近身体的下半部分，身体蜷缩成一个近似球形的形状，然后再将身体扩展到最大。

（4）交换角色。分享感受。

练习反馈示例："在这个过程中感知着打开与闭合的平衡。"

3. 给予与接收之舞

身心舞动练习（106）：给予与接受之舞

动作元素：闭合与打开

使用技术：创造性舞蹈

练习步骤：

（1）找到一个舒服、安静的空间，想象如果自己是一棵树，会是一棵什么树，这棵树多高、多粗，如何扎根，树冠怎么样，周围的环境是什么样的，风吹过来树会怎样动，以树的感觉去舞动。

（2）大自然有足够的养分滋养这棵树，让它活下来，长成了今天的样子，参与者可以想象它被宇宙中的什么资源如何滋养过，比如阳光的照射、土壤中蕴含的营养、空气给予的养分、水的灌溉、风的吹拂等，甚至雷电、暴雨等有挑战但没能导致它死去的环境条件，塑造了它独特的样貌，大自然会如何继续滋养它，让它成长，用你的双手，把养分放入身体，让身体去吸收这些营养，让这些营养通过你的呼吸、通过你的手待在身体的每一个部位、每一个细胞里，体验身体吸收这些营养时的感受。

（3）想象此时此刻树的样子，用身体继续舞动。伸出双手、伸出双臂舞动，就像树冠随风摇动一样，将氧气回馈给大自然，将绿色或者其他色彩回馈大自然，给人们提供荫凉，让人们身心放松与愉悦。它带着吸收到的营养成长，并将美好回馈大自然。

（4）体会自己更喜欢接受还是给予的动作，或者无偏好，让自己在接受与给予的动作间转换，以你的方式找到二者的平衡。

练习变式：

（1）此练习可以在团体中进行，也可以自己独自进行。

（2）练习前后可以把树画出来。

（3）此练习可以两人一组进行，分成 A、B 角色。第一轮，A 带着关爱、接纳向着 B 做给予的动作，B 做吸收的动作将关爱、接纳吸收进来；第二轮，A 与 B 转换角色；第三轮，两人都在给予、吸收间转换动作，自由舞动。

（4）团体中此练习的应用一：所有人围成一个圆圈，每个人依次带领做一个打开、闭合的动作，其他人镜像。

（5）团体中此练习的应用二：所有人散落在教室里，每个人探索打开、闭合的动作，然后将注意力扩展至其他人，看看其他人的动作给予了自己什么样的启发，扩展自己的动作尝试。

（6）团体中此练习的应用三：所有人围成一个圆圈，每个人依次带领做打开、闭合的动作以表达内在的接受与给予：你想要给予自己或接受别人给予你什么？你想要给予别人什么？并说出"我想给自己的是……我想给别人的是……"，其他人镜像动作。此练习可以扩展每个人表达接受与给予的动作库，能够夯实给予与接受的内在感受，并将在树的意象下的舞动扩展至现实日常生活。

（7）日常应用：拥抱是闭合的典型例子，让彼此的身体相适应、亲密贴合的亲密感对于亲子、夫妻关系都非常重要，每天让自己与亲密的重要他人拥抱几次，对于心情愉悦、内心安定会很有帮助；闭合的姿势也让人有内在的安全感，内心觉得委屈的时候，自己抱抱自己，轻轻地触摸肩膀或拍拍自己，都可以让自己身心得到滋养与安慰。

练习反馈示例："吸收的动作与给予的动作我都喜欢，舞动完感觉到世界很美好。"

第二节　垂直面塑形身心舞动练习

一、垂直面塑形身体动作特点及心理意义

垂直面的塑形与自信、自主、展现等心理主题相关，上升塑形与轻柔的内驱力、向上的方向性动作具有亲缘性，下沉塑形与强力内驱力、向下的方向性动作具有亲缘性，见表 19。

表 19　垂直面塑形的特点、心理意义及亲缘关系

垂直面塑形	身体与动作特点	心理意义	内驱力	方向性动作
上升	看见一根羽毛在空中飞舞，伸展身体想抓住它，身体是开放、凸显的身体塑形	认知：评估、清晰的意图 社交：有愿景，有影响力，有更高的目标	轻柔	向上
下沉	孩子把玩具从身体的一侧放到地板上，闭合凹陷的身体塑形	认知：沉浸于问题解决、重要性排序 社交：脚踏实地、臣服、有压力	强力	向下

二、垂直面塑形身心舞动练习

树与人的成长过程类似，都是逐渐长高的过程，会得到阳光雨露的滋养，也会遭遇电闪雷鸣的挑战。大自然中有大树，也有小草，它们都是大自然中独特的不可取代的组成部分，在价值上完全平等，但人们习惯于以高低、大小评判自己与他人，下述内容以树、草等意象构建自信心、自我价值感、自我成长等垂直面塑形身心舞动练习。

1. 舞动一棵树的成长史

身心舞动练习（107）：舞动一棵树的成长史

动作元素：上升

心理议题：成长、自我价值感

使用技术：创造性舞蹈、镜像

练习步骤：

（1）躺在地上或蹲坐在地上，身体蜷缩，缩到自己最小的点，想象自己是一颗蕴含着生命力的种子，感受自己是哪种植物的种子，用身体去感受这颗种子的大小、质地、色泽等，感受它非常安稳地在一块土地里，吸收土壤的营养，有的时候会有水分进来，甚至还能感受到阳光的温度……

（2）想象在一个适宜的时机，这颗种子的生命力开始一点一点外显，它开始慢慢发芽，也许很容易，也许要一点一点地突破坚硬的外壳，还要在土壤中为自己开辟一条可以接触更多阳光的道路。慢慢地，有一天，它探出了土壤，感受到了更多的光亮、氧气和风。感受这个小芽的颜色、质感与大小，舞动出来……

（3）以身体感知它吸收足够的营养，在天地之间自由地生长，一点一点长高、变粗，长高、变粗，长高、变粗……对于它而言这是再自然不过的事情，毫不费力……

（4）它按照自己的速度、以自己的方式长成自己的样子：也许能长到很高，也许它的高度就是没那么高，都是可以的；也许它会开花，也许它会结果，也许它不开花，也不结果。不管怎样，它都是大自然中独一无二的存在，让大自然更加丰富、美好，缺了它，这个世界就是不完整的。它就这样在天地之间，以自己独特的样子存在着，以自己的样子和方式舞动着，享受着自己的舞蹈。

（5）每个人分享自己是什么植物，选取一个最能代表这棵植物的动作，所有人围成圆圈，分享自己所体验到的这棵植物美和珍贵的地方是什么，并展示此动作，其他人镜像。

练习变式及提示：此练习强调积极资源的联结，比如每个种子都有生命力，都会得到足够的营养，这适合于引导参与者激活积极状态，接纳与承认自己本来的样子，这是安全的。但是，就如树的成长历程一样，人的成长历程也不会一帆风顺，每个人都遇到过挫折甚至创伤，如果身心舞动练习想要与内在的这个部分联结并达成疗愈，可以在团体足够安全、个体准备好的时候，在指导语中加入大风吹、树枝被修剪甚至被砍断、有蛀虫、旁边有别的树遮住太阳或树的空间不够等各种意象，引导参与者体验即使有这些，树还是活了下来，以及使其不断成长的内在生命力。

练习反馈示例："不知道为什么，我感觉自己是玉米粒，金黄金黄的，硬硬的，滑滑的，在土壤里的时候觉得非常安稳、踏实，有点像在母亲的子宫里的感觉，虽然我也不记得在母亲子宫里是什么感觉了。破土发芽时感觉很欣喜，感受到身体自然变高的喜悦，越来越高是个非常自然的过程，感觉自己在一片玉米田里，有被陪伴的感觉。觉得自己身体伸展到极限，有种舒展的自信感，真的能感受到在天地之间的挺立感觉。作为一片玉米田中的一棵，有着自己所结的那么多玉米棒，觉得很自豪。同伴们分享的时候，不管是土豆、藤蔓还是苹果树，每个植物都有他们珍贵的地方。对于自己、对于团体，心里边觉得非常放松和踏实，感觉自己的身体站姿又放松又挺立。"

2. 大树与小草舞动

身心舞动练习（108）：大树与小草舞动

动作元素：上升与下沉

心理议题：自我价值感

使用技术：创造性舞蹈、即兴舞蹈

练习步骤：

（1）感觉自己是棵大树，舞动；感觉自己是棵小草，舞动。

（2）两个人一组，在舞动中，当一人高时，另外一人低，可以体验不同程度的高与低的感觉，高时感觉自己好像是一棵大树，低时感觉自己是一棵小草。分享体验。

（3）还是两个人，在舞动中，当一人高时，另一个人也高，当一个人低时，另一个人也低，可以是不同的动作，同样，高时感觉自己好像是一棵大树，低时感觉自己是一棵小草。分享体验。

练习反馈示例："在大树与小草的舞动中，我喜欢上升的动作，不喜欢下沉的动作。下沉让我觉得恐惧，好像要变得渺小、没有力量，但两个人一起下沉，让我感觉放松些，我会多探索下沉塑形的动作。"

3. 舞动自信心

身心舞动练习（109）：舞动自信心 ①

动作元素：上升与下沉

心理议题：独立、自信

使用技术：镜像、即兴舞动

练习步骤：

（1）身体热身。a. 在大组内围成圆圈，用经典瑜伽动作热身：脊柱一节一节向下卷曲，双手撑地，右脚向后伸展，然后左脚向后伸展，先收回右脚，接着收回左脚，一节一节脊柱向上卷曲，重复几次；在教室中自由走动，当想停下来做这个瑜伽动作时便停下来做；

---

① 此练习是德国舞动治疗协会 Imke Fiedler 在 2015 年中德舞动职业教育第一、二阶段设置的课程内容，该内容有清晰的热身、主题与结束过程，有从功能性动作到情感性动作的清晰架构，将人的动作、情感与认知整合，是身心舞动练习的良好示范。

关注呼吸，看看你想在这个动作的基础上添加什么；用自己的方式重新回到站立的姿势。b. 分组练习：四人一组，每组站立组成菱形，每人带领做一个简单的动作句子，即从上到下，再由下到上，其他人镜像，第一个人完成后，四人转向另一个方向，由在那个方向站立的人带领做动作；在大组内，每个小组呈现，其他组看。

（2）情感热身。a. 引入主题：请参与者重新回到站立姿势，自由行走；告知其探索"直立、弯曲"主题，请参与者尝试自由切换两种状态。b. 两列舞动：团体分为两组，站成两列。音乐前半段，舞动不安全、不自信的状态，音乐后半段舞动自信心慢慢回升的状态。c. 两人舞动：现在面对你的伙伴，可以去到教室的不同地方，不需要镜像，只是在同样的动作句子与状态里；如果一方是不自信、不安全的状态，另外一人不需要做相同的动作，只需要在同样的状态中做自己想做的动作。

（3）主题舞动。两个人继续进行上述动作过程，不用看着对方，专注于自己的动作句子与节奏。邀请参与者更多地感受不相信自己、有很多自我怀疑，并回想现实生活中，是否有一些时候面临这样的议题，那是什么时候？怀疑自己不够好、怀疑自己不值得被爱、怀疑自己不能胜任工作……花点时间允许、跟随这样的感觉…… 现在想想是什么帮你远离这种怀疑，帮你从这种状态里走出来？你在身体的什么部位找到了这样的资源？它蕴藏在你身体的什么地方？它支持着你远离这些怀疑，支撑你回到直立、信任自己的状态……

（4）结束。a. 当你在直立状态舞动时，会有一句话浮现出来，这句话是由"我"开头的，把注意力放在那句话上，感受地板，感受你的直立，面向房间不同的方向将这句话舞出来。b. 回到圆圈里，参与者依次分享这句话。c. 每个人写下自己在刚才过程中的感受。

练习反馈示例："我感觉到我腿部的有力支撑，以及腿部、手

部、腹部的配合，让我从蜷缩的状态回到直立的状态，感受到身体
蕴含的支持的能量，我意识到那也是我本身就有的力量，这让我更
加信任自己，更不害怕生活中自我怀疑的时刻，我知道，我总能站
起来，靠我自己的力量。"

第三节　轮面塑形身心舞动练习

一、轮面塑形身体动作特点及心理意义

轮面由垂直、前后两个维度构成，其身体与动作特点及心理意义如表 20 所示。

表 20　轮面塑形的特点、心理意义及亲缘关系

轮面塑形	身体与动作特点	心理意义	内驱力	方向性动作
前进	听到感兴趣的内容，凑上前去，开放、凸显的身体塑形	认知：计划、行动、获取新信息 社交：遇见新的情境和人，寻找新鲜事物	急速	向前
后退	从不熟悉、不舒服的情境中撤退，或为回顾、反思创造时间，闭合、凹陷的身体塑形	认知：后退以获得广泛的、多维度的视角 社交：后退观察、紧抓过去不放	缓慢	向后

二、轮面塑形身心舞动练习

塑形是我们对人和环境的适应，前进与后退的轮面塑形与关系中的亲疏、支持等复杂互动有关，与时间轴的过去、未来有关，与计划、行动、回顾有关。

1. 两人"进"与"退"舞动

身心舞动练习（110）：两人"进"与"退"舞动

动作元素：前进与后退

心理议题：关系

使用技术：动作游戏

练习步骤：

（1）两人一组，一人以前进塑形舞动时，另一人则以后退塑形相适应，和其呼应进行舞动。

（2）也可以尝试其他可能性，比如，两人都后退，隔以较远的距离进行舞动，感知两人关系；当两人由较远的距离走向彼此时，感知两人关系。

（3）两人背对背坐下，两个背靠在一起，一个人的背向前，另一个人用自己的背去适应这个向前的背，安心地把自己的背贴上去，然后交换角色，感知两人关系。

（4）转身，两人闭上眼睛，手放在一起，感知两个人的手及躯干以向前、后退形塑联结、互动，即感知自己手的意愿、需要，也感知对方手的意愿、需要，感知两人关系。分享。

练习反馈示例："当我向对方靠近，他却后退时，我还挺喜欢这个主动的、有进攻性的感觉的，我在生活里还挺被动的，这可能能拓展我生活里的一些交往模式。当我们都后退的时候，我感觉到更多的自由，但是也觉得联结在减弱，内心有往前的想法。当我们两个都往前时，我感觉到两人非常紧密的联结，刚开始觉得挺好，后来就想后退一点。"

2. 前进与后退的舞动探索

身心舞动练习（111）：前进与后退的舞动探索

动作元素：前进与后退

心理议题：内在的前进与后退

使用技术：真实动作

练习步骤：

（1）说明并强调真实动作是什么及其流程，重点说明见证人、动作者如何参与这个过程（详见第一章内容）。

（2）两人一组，一人做动作者，一人做见证人，动作者在中间舞动，见证人坐在旁边见证。

（3）暖身：在闭眼之前，以前进与后退塑形作为引入，让参与者探索不同的动作。

（4）动作阶段：敲钵或木鱼等发出声音，示意参与者闭上眼睛以前进与后退舞动，允许身体的冲动及任何记忆浮现，自主舞动；见证人见证此过程；然后以敲钹或木鱼发出声音的方式，示意此阶段结束，动作者慢慢睁开眼睛，与见证人有眼神接触。

（5）静默阶段：动作者来到见证人所在的位置，互相不交流，都以静默的方式沉淀刚才的过程，动作者写诗或将脑海里的任何词句写下来，也可以画出来，或者就是保持静默，让自己休息、喝水或上洗手间；见证人以写或画的方式记录见证过程中自己的身体感受、心理意象或画面。

（6）分享阶段：动作者先分享刚才过程中的身心感受或写下来、画下来的内容；见证人以尽量客观的描述性的语言分享自己看到的动作，以及过程中自己的身心感受或写下来、画下来的内容。

练习提醒：真实动作需要动作者身心功能完整，具有主动探索的意愿，能感知到所处环境是否安全，见证人要能够允许、承载、保护所有真实的发生，本身具有动觉觉察的能力。真实动作过程中有可能会呈现激烈的情绪、情感，要求见证人足够稳定，可以承载所有的发生，这对于见证人有较高的要求，所以，对真实动作技术的运用要慎重。

　　练习反馈示例："在暖身阶段，前进的动作对我来说更容易，后退有点困难，但在来来回回前进、后退的过程中，我好像没有那么害怕后退了，后退反而带给我一些轻松、开阔的感觉。在动作阶段，我想起了小时候有一次丢了东西特别害怕的体验，我向后退，身体缩了起来，我蹲下紧紧地抱着自己。在这个过程中悲伤的感觉涌现，之后就开始有些愤怒，我允许自己握着拳头挥舞出去，这让我可以大口地呼吸，感觉身体更加放松和柔软。当我顺着身体的感觉站起来时，我往前走得更轻松了……"

第四节 整合各种塑形的身心舞动练习

本节内容不具体区分各个水平面，而是将之整合在一起，进行身心舞动探索，这为参与者提供了更大、更自由的空间，让更复杂的关系探索成为可能。

1.棍子与丝巾之舞

棍子与丝巾呈现两种完全不同的质感，就像在生活中，人们有的时候呈现原则性强、不容易变通的一面，类似于棍子的质感，有时候会呈现柔软、适应、灵活的特点，类似于丝巾的质感，下边的练习让人们对两种质感进行充分的探索与拓展体验。

身心舞动练习（112）：棍子与丝巾之舞

动作元素：塑形

心理议题：适应、主动、关系探索

使用技术：即兴舞蹈、动作雕塑

练习步骤：

（1）找到一个伙伴，两人一组，一人扮演棍子，一人扮演丝巾。扮演棍子的人像个雕塑一样，选择一个动作造型，停下来不动。丝巾围着棍子做动作，尽量呈现不同的姿势与形状，动作中间有停顿，呈雕塑状，扮演棍子的人站稳不动，没有任何反应，丝巾扮演者适应棍子做动作。

（2）交换角色。

（3）两人再次舞动，扮演棍子的人可以流动，可以做出反应，既可以主动发起动作，也可以适应对方的动作、姿势进行舞动，感知自己，也感知对方，体会与不动时有何不同，两人的关系有何不同。

练习变式：

（1）物体舞动：比如，摆一个凳子，适应其外形、质感等，与其互动。

（2）集体静态雕塑：人数较多时，一个人摆一个动作，另一个人适应前边这个人的动作姿势与身体空间，以动作雕塑加入，其他人依次加进去，组成一个整体，比如，所有人组成一片雪花、一束花的造型。

练习反馈示例："像个雕塑一样不动的时候感觉还挺好的，感觉自己很重要，很安全，也很省心；可以动了之后，有时候适应伙伴，有时候做自己，感觉需要加工的信息更多，感觉两人之间的关系更加复杂、丰富。""我做丝巾、同伴不动时，有主动联结的主动感，但对方一直没反应，我觉得有点尴尬，对我而言是个新的体验，主动地去联结、去适应对方的动作，觉得很好玩。对方动的时候感觉有回应，但也更疲劳，同时感觉到更多的创造性，因为刚才对方只有一个动作，现在也没变，很不一样的体验。""感觉自己的动作有点不够用，身体有点僵硬，很难灵活地适应对方的动作，一会要更高，一会要更低，一会要往前，一会要往后，舞动完之后感觉脊柱、身体的躯干都更加灵活了。"

2.框框舞动

人与人的关系没有绝对的自由，控制与争取自由空间是永恒的主题，体验框住别人与被框住的感受，扩展了参与者在不同角色里的体验，为创造彼此尊重的关系奠定了基础。

身心舞动练习（113）：框框舞动

动作元素：塑形

心理议题：关系、控制

使用技术：双人即兴舞动

练习步骤：

（1）两人一组，一人以两个手臂将另一个人框住，不管对方怎么动，都主动地将对方框住，另一个人不管对方如何框住自己，都适应这个舞动空间，并在过程中主动为自己创造空间进行舞动。分享。

（2）交换角色舞动。分享。

（3）较少使用塑形舞动，两个人以试图去框住对方，但为自己创造自由舞动空间的状态去互动，探索两人能创造出什么样的关系与舞动。分享。

（4）使用塑形舞动，两人彼此适应，既尊重自己自由舞动的意愿与空间，又考虑对方自由舞动的动作与空间，探索两人一起舞动能创造出什么样的关系与互动。分享。

练习变式：如果团体成员有意愿与需求，可以更深入地将此部分与其日常生活中的互动模式联结起来，看看他们对于自己互动模式的发现、启发是什么。

练习反馈示例："生活里没有真正的自由，适应并主动创造空间，在这个过程中为两人关系创造出了很多动作上的可能性，他向前时，我除了后退，还可以做前进的动作，也可以在更高或更低的地方找到动作空间，这些动作让我感受到更多的自由的可能性。""框住别人有主动权，刚开始感觉还挺好的，但胳膊一直架着，尝试去框住对方，时间长了觉得很累，因为动作单一，反而越往后越失去控制的感觉，特别是看到对方在框住的情况下还能为自己创造空间去舞动时。""互相框住的舞动，让我感受到强烈的竞争的张力，前边还挺好玩的，后边感觉这样的关系只停留在竞争层面的彼此联结，两人的关系很难深入，后边越来越累，就只想逃离。""在进行前边的彼此适应之后，互相的舞动越来越亲密，越来越默契，感觉到彼此的在乎，动作更加丰富，关系更加深入。"

3.协调之舞

身心舞动练习（114）：协调之舞

动作元素：塑形

心理议题：关系

使用技术：三人即兴舞蹈

练习步骤：

（1）三个人一组，两个人做垂直面塑形舞动，一个人总是做上升塑形，有明确的愿景与目标，对未来充满期待；一个人喜欢做下沉塑形的动作，务实、脚踏实地；第三个人做水平面塑形的舞动，总想靠近、拥抱另外两个人，也希望被他们关注、亲近。三人彼此适应、互动，看会是一个什么样的互动过程，试着为这段舞动找到一个趋向于和谐的结尾。

（2）还是在三人组里，与自己的原生家庭三角关系（父亲、母亲、孩子）联结，感觉你们分别想探索的、每个人呈现的塑形是什么，然后分成三轮——舞动出来，尽量让自己体验到每段塑形舞动；尝试为每段塑形舞动找到一个和谐的三人关系结尾。

练习反馈示例："在头一轮三人组练习中，我总是做上升塑形的动作，自我感觉还不错，但有点沉浸，感觉到与喜欢做下沉动作的伙伴联结不多，做水平面塑形舞动的伙伴让我感觉到温暖，但是时间长了也有点烦，我想后面舞动时多试试水平面的舞动动作。"

4.左右手舞动

舞动治疗先驱怀特豪斯受荣格的影响，相信对立性呈现在人的人生和情绪的各个方面，强调对立性概念及其如何影响身心运作，认为舞蹈中自然会呈现两极化表达，在她的基础上，弗兰·丽芙认为"舞蹈形式是自发地释放相对驱力的完美方式"①。动作分析里的很多内容，包括本章中塑形的内容都是成对出现的，都可以根据团体情况、练习目的进行舞动练习的架构和实施。两极性、对立性可能与内在的冲突相关，整合内在的冲突是人完整性发展的重要途径，以左右手舞动进行整合是有效的方法之一。

身心舞动练习（115）：左右手舞动

动作元素：塑形

心理议题：冲突的整合

使用技术：即兴舞蹈

练习步骤：

（1）感知内在冲突的两个部分是什么，感知冲突的哪个部分放在哪只手上更适合，将冲突的一部分放在左手上，另一部分放在右手上。

（2）将注意力放在右手上进行舞动，感知这只手想表达的是什么，对于它而言内在的需要是什么，结束后，写下舞动的感觉。

（3）将注意力放在左手上进行舞动，感知这只手想表达的是什么，对于它而言内在的需要是什么，结束后，写下舞动的感觉。

（4）将注意力放在两只手上，同时舞动，尝试以三个平面不同的塑形动作去互动，探索两只手互动的可能性及如何互动是适合的、舒服的。

练习反馈示例："一方面我感觉很生气，同时，我所受的教育以及我不想伤害别人的想法，让我觉得我不应该也不能生气，我觉得将生气的感觉放在左手更合适，在右手放不想伤害别人的部分。以左手舞动时，它横冲直撞，有很多有力的动作，然后我开始觉得委

---

① [美]弗兰·丽芙：《舞蹈动作治疗：疗愈的艺术》，蔡佩珊、周宇、沈妍等译，内部资料，亿派国际出版公司 2014 年印，第 48 页。

屈，我感觉到我最近多么累，多么需要支持；右手舞动时，它有很多往回收的动作，我感觉到我真的很在乎对方；两只手一起舞动时，右手带着关爱去安慰、支持左手，舞动完觉得平静多了，内心有更多的柔软，好像在这个过程中愤怒的能量得到了流动，关爱自己与关爱别人的能量得以彰显。"